## Autorin

Susanne Pahnke erfüllte sich nach dem Architekturstudium den Traum vom Reisen und fand währenddessen zum Yoga. Nach mittlerweile fast 25 Jahren eigener Praxis unterrichtet sie seit 15 Jahren mit viel Enthusiasmus und Hingabe das Glück des Yoga als Yogalehrerin und Personaltrainerin (AYA 500+). Immer mit dem Fokus auf die gesundheitlichen Aspekte, die Yogatherapie und die Lehren des Ayurveda.

www.susannepahnke.de

Susanne Pahnke

# Die Krieger des Glücks
## Warum Yoga glücklich macht

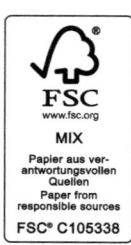

Bibliografische Information der Deutschen Nationalbibliothek: Die Deutsche Nationalbibliothek verzeichnet diese Publikation in der Deutschen Nationalbibliografie; detaillierte bibliografische Daten sind im Internet über http://dnb.dnb.de abrufbar.

Herstellung und Verlag:
BoD – Books on Demand, Norderstedt

ISBN: 978-3-7568-7401-9

# Inhalt

„Durch Zufriedenheit gewinnt man unvergleichbares Glück."

*Patanjali Yoga Sutra 2.42*

"Glück ist es, wenn sich das, was du denkst, sagst und tust in Harmonie befindet."

*Mahatma Gandhi*

"Glück ist nichts Fertiges. Es entsteht aus deinen eigenen Handlungen."

*Dalai Lama XIV*

## Einleitung

Nachdem ich eine nächtliche 12-Stunden-Busfahrt in einem australischen Greyhound Bus nach Byron Bay hinter mir hatte, bot das Yogastudio, direkt neben dem Backpacker in dem ich übernachtete, eine gute Gelegenheit meinen Rücken wieder in Form zu bringen und "mal Yoga auszuprobieren". Für Meditation und Buddhismus interessierte ich mich schon länger und die ganze Reise war Teil meiner Ziel- und Sinnsuche nach dem Studium und dem kalten Sprung in die Realität eines vermeintlichen Traumberufes. Sport habe ich immer sehr viel gemacht, aber von Yoga hatte ich bis dahin nur gehört.

Ich stellte es mir eher unsportlich vor. Gymnastik halt. Als potenzielle Teilnehmer stellte ich mir gestresste Leute vor, die sich gegenseitig ihre körperlichen Probleme erzählen oder sich bei Räucherstäbchen und Gesang in Trance begeben. Aber selbst unter diesen Voraussetzungen wollte ich den Gang wagen und neues ausprobieren.

Ein kurzer Weg über einen staubigen Pfad und eine luftige, helle Halle tat sich vor mir auf. An den Wänden hingen Seile und ein paar erstaunlich durchtrainierte Teilnehmer waren schon da. Ich habe nicht gleich alle englischen Anweisungen verstanden, wir benutzten Blöcke und Gurte und haben uns viel bewegt. Aber: die erste Yogastunde meines Lebens hinterließ einen bleibenden Eindruck. Und, dass ich den Sonnengruß geübt hatte realisierte ich erst viel später. Der Rücken tat nicht mehr weh und ich fühlte mich großartig! Klar war: „Davon will ich mehr!"

Nach meiner Rückkehr nach Köln ging ich also auf die Suche nach einem Yogakurs. Schon der erste Kurs, den ich besuchte, war zufällig ein Iyengar Yogakurs und damit genau der Stil, den ich in Australien kennengelernt hatte. Man benutzt viele Hilfsmittel, wie Blöcke und Gurte, um die Haltungen genauer ausrichten zu können.

Fortan war ich als ich also mittwochs abends im Yogakurs zu finden. Obwohl ich immer viel Sport gemacht habe, merkte ich spätestens am Freitag einen derartigen Muskelkater, bei dem ich mich fragte warum ich das eigentlich mache. Muskeln, von deren Existenz ich nicht mal geahnt hatte, schoben sich schmerzhaft in mein Bewusstsein. Insbesondere der Muskelkater zwischen den Schulterblättern, vom herabschauenden Hund, ist mir noch sehr real in Erinnerung. Aber spätestens ab Montagabend und nach dem ersten Arbeitstag der Woche freute ich mich erwartungsvoll wieder auf den Mittwoch und darauf eineinhalb Stunden den Körper zu spüren und den Kopf ausschalten zu dürfen.

Nach etwa 2 Jahren beschloss ich mal einen anderen Yoga Stil auszuprobieren. Mittlerweile störte es mich auch, dass der Kurs während der Schulferien wochenlang ausfiel. So führte mein Weg mich in eine Etagenwohnung irgendwo im Belgischen Viertel, die als Yogastudio genutzt wurde. Ein kleiner Raum mit Teppichboden erwartete mich und es folgte eine inspirierende Yogastunde mit viel Bewegung und Musik. Mein erster Kontakt zum Vinyasa Yoga.

Kurze Zeit später eröffnete „Lord Vishnus Couch" in der Kölner Südstadt und ich hatte meine erste yogische Heimat gefunden. Aus einmal, wurden zwei bis dreimal in der Woche Yoga. Ich gewöhnte mich an die rauschende Ujjai Atmung meiner Matten Nachbarn und ich erinnere mich auch noch sehr gut an die erste Mantra Stunde. Singen gehörte bis dahin nicht zu meinen herausragenden Fähigkeiten. Aber es ist außerordentlich entspannend, wenn man nicht performen muss und einfach „nur" Mantren rezitiert.

Nach 2 Jahren beschloss ich dort die Yogalehrer Ausbildung zu machen. Kurz bevor ich mich anmeldete, siegte jedoch die vermeintliche Vernunft. Der Arbeitsmarkt für Architekten sah in 2005 alles andere als rosig aus und ich bekam, nach Jahren der spärlichen Einnahmen, einen gutbezahlten Job in Frankfurt angeboten. Damit ging das Projekt Yogalehrer Ausbildung erst mal auf Eis. Leider! Schon nach einem Jahr bedauerte ich meine Entscheidung zutiefst. Der Job spannte mich vollständig ein, Stress, schlaflose Nächte, Zweifel an dem Umzug nach Frankfurt, die Freunde alle weit weg und am aller Schlimmsten: damals war kein annähernd so gutes Yogastudio, wie ich es gewohnt war, in Frankfurt zu finden. Aber zum Glück wuchs auch dort mit der Nachfrage das Angebot und zwei lange Jahre später fand ich ein Yogastudio in dem ich mich wieder zuhause fühlte.

Nach wenigen Wochen dort war mein Entschluss gefasst: „JETZT ist es Zeit die Yogalehrer Ausbildung zu beginnen". Seitdem hat sich einiges in meinem Leben getan …

Mittlerweile weiß ich, dass es vielen Menschen bereits bei der ersten Begegnung mit Yoga ähnlich geht. Sie berichten von einem besonderen Erlebnis und fühlen sich danach rundum wohl. Das betrifft ungeübte Couchpotatos ebenso, wie Profisportler. Eine aktuelle Studie des Berufsverbandes der Yogalehrenden in Deutschland e.V. aus 2018 ergab, dass 16 Prozent der deutschen Bevölkerung bereits Yoga-Erfahrung haben, das sind mehr als 11,3 Mio. Menschen.

Warum aber fühlt man sich bereits nach einer Yogastunde so gut und warum verändert man sich nach einiger Zeit des Übens so positiv, dass auch die Mitmenschen den Wandel bemerken? Warum essen wir bewusster, lassen das Rauchen und machen uns mehr Gedanken um die Umwelt? Wenn man beginnt bewusster wahr zu nehmen nimmt auch die Frage nach dem Sinn einen größeren Stellenwert ein.

Dem Sinn Suchenden ist auch die Beschäftigung mit dem Thema „Glück" naheliegend. Was ist es, was uns glücklich macht? Ist das die Abwesenheit von Unglück? Sind es nur die besonderen

Momente in denen wir sagen: „Da hast du aber Glück gehabt"? Und was ist denn dann mit dem Zustand in dem wir das Glück nicht spüren, der Zustand zwischen Glück und Unglück? Sind wir dann „nichts"? Wie kann man diesen leeren Raum wertvoller machen damit wir Glück und Zufriedenheit empfinden können? Meistens ist es doch unsere Einstellung, sind es die Gedanken, die uns grundlos unglücklich sein lassen. Woher kommt das und wie kann man es verändert? Positiv denken ist ja manchmal gar nicht so einfach. Und warum fühlt man sich nach dem Yoga dem Glücksgefühl so nahe? Diese Fragen beschäftigten mich schon seit geraumer Zeit, doch trotz unzähliger gelesener Bücher über Yoga, waren die Antworten für mich nicht einleuchtend genug.

Auf die Frage, welche Faktoren das Glücksempfinden beeinflussen, kann zunächst die Positive Psychologie eine Antwort geben. Der Psychologe Karl Kreichgauer erklärt sie wie folgt:

*„Die sogenannte Positive Psychologie ist eine Forschungsrichtung innerhalb der Psychologie, die sich mit der Frage beschäftigt, was das Leben lebenswert macht. Hauptvertreter ist der Psychologe Martin Seligman.*

*Während sich die Psychologie in der Vergangenheit hauptsächlich mit Therapie und Heilung von psychischen Problemen beschäftigte und versuchte zu klären, was uns unglücklich macht, steht erst seit den 90er Jahren auch die Frage im Raum, was uns glücklich macht und was wir tun können, um glücklich zu werden. Denn durch den Wegfall von Unglück stellt sich nicht automatisch Glück ein, sondern Glück bzw. subjektives Wohlbefinden kann aktiv angestrebt werden.*

*Nach Seligman hängen Glück und Lebensfreude stark von einer optimistischen Erwartungshaltung dem Leben gegenüber ab, und diese Erwartungshaltung kann gelernt werden."*

Die Positive Psychologie hat drei Schwerpunkte:

- die Erforschung der **positiven Emotionen**, wie zum Beispiel Freude, Zufriedenheit oder Heiterkeit

- die Erforschung der **positiven Charakter Eigenschaften**, das heißt der Stärken und Tugenden, deren regelmäßige Ausübung zum Beispiel Menschlichkeit, Gerechtigkeit, Weisheit oder Mäßigung hervorbringt.

- die Erforschung der **positiven Gesellschaftsstrukturen** mit der Fragestellung: Welche größeren Lebensstrukturen, die auf den einzelnen Menschen wirken, unterstützen den positiven Charakter, der wiederum positive Emotionen hervorbringt? Dieser Frage gehen vor allem Soziologen, Politikwissenschaftler, Anthropologen und Wirtschaftswissenschaftler nach.

Das Ziel der Positiven Psychologie ist die Unterstützung von Wohlbefinden, Lebenszufriedenheit und psychischer Leistungsfähigkeit. Und die Frage was das Leben lebenswert macht.
Dazu gehören die Erhaltung und die Förderung von Lebensfreude, die Kultivierung von Achtsamkeit, das Ausleben der eigenen Kreativität, Neugierde und Selbstvertrauen.

Lange Zeit waren die Psychologen der Auffassung, dass Glück in der Evolution eigentlich gar nicht vorgesehen ist. Man ging davon aus, dass das Gehirn auf Überleben und somit sensorisch auf die Gefahrenabwehr (Hunger, Kälte, Feinde) ausgerichtet ist. Heute weiß man, dass Freude, Lachen, Zufriedenheit und Liebe das Denken und das Handeln positiv steuern.

Positive Emotionen tragen dazu bei, ein sozial kompatibler Mitmensch und angenehmer Lebenspartner zu sein. Humor ist die Begabung, schwierigen Situationen mit heiterer Gelassenheit zu begegnen. Das ist auch der Grund warum Frauen ein Herz für Männer haben, die sie zum Lachen bringen: Humor deutet auf Intelligenz und soziale Kompetenz hin!

*„Humor ist, wenn man trotzdem lacht"*
~ Otto Julius Bierbaum

## Die Glücksfaktoren und der Yoga

Aber über welches Glück sprechen wir? Sei es das Flattern im Bauch, wenn wir frisch verliebt sind oder das stolze, aber flüchtige Gefühl ein neues Auto, Schuhe, Erfolg zu haben. Der Lottogewinn oder die erfolgreich bestandene Prüfung.

In all diesen Momenten entsteht das Glücksempfinden daraus, dass es vorübergehend keine inneren Konflikte gibt. Der gegenwärtige Moment wird mit allen Sinnen wahrgenommen und fühlt sich leicht und befreit an. Die Aufmerksamkeit ist ausschließlich auf den glücklichen Umstand gerichtet und alles andere tritt für diesen Moment in den Hintergrund.

*„Yoga ist das Zur-Ruhe-Bringen der Gedanken im Geist"*
(Yogash Chitta–vritti–nirodhah)
~ Patanjali, Yoga-Sutra 1.2

Das Glück, das ich im Zusammenhang mit dem Yoga meine, ist jedoch die innere Gelassenheit in allen Situationen. Ein innerer Reichtum, der nicht vergeht. Das Bewusstsein und das tiefe Gefühl der Zufriedenheit und Dankbarkeit am Leben zu sein. Dieses Glück, das auch über die Schwierigkeiten und Schläge des Lebens hinweg besteht und sich über alle inneren und äußeren Konflikte hinwegsetzt.

In jedem von uns gibt es ein Licht, das von Leid unberührt bleibt. Dieses Licht im Herzen, von dem wir schon als Kind wussten, dass es unser ur-eigenes Ich, oder anders gesagt, unsere Seele ist. Es ist dieses Licht, das glücklich Leben möchte. Es gibt immer wieder herausragende Beispiele von Menschen, die trotz schwerster Schicksalsschläge in der Lage sind ihrem Leben in vorbildlicher Weise neuen Sinn zu geben. Der österreichische Psychiater und Neurologe Victor E. Frankl (1905-1997), die mehrere Konzentrationslager überlebt hat und die Frage nach dem Sinn des Lebens zum Inhalt seines beruflichen Schaffens machte, sagte: *„Kräfte außerhalb deiner Kontrolle können dir alles, außer einem nehmen: Die Freiheit wie du auf diese Situation reagierst."* Es gilt also diese Freiheit zu erkennen und Alternativen zu eigenen Handlungsmustern zu erlernen.

## GLÜCKSFAKTOREN

Die wesentlichen, in den Forschungsergeb-nissen immer wiederkehrenden Faktoren für die Erfahrung von Glück und Lebenszufriedenheit sind:

- Körperliche Gesundheit
- Mentale Gesundheit
- Selbstakzeptanz
- Soziale Beziehungen
- Glauben
- Selbstwirksamkeit
- Sinnhaftigkeit
- stabile soziale und politische Systeme

Diese Aspekte habe ich den Lehren des Yoga gegenübergestellt: dem Yogasutra und seinem achtstufigen Pfad, der Hatha Yoga Pradipika und einem Auszug aus der Sāṃkhya Philosophie.

## YOGASUTRA

Patanjali, der das Yogasutra, formuliert hat, war ein indischer Gelehrter, der zwischen 200 vor Christus und 400 nach Christus gelebt haben soll. Das Sutra besteht aus 195 Versen in vier Kapiteln, die die wesentlichen Aspekte der Yogapraxis beschreiben. Es ist die erste und älteste schriftliche Überlieferung des Yoga, denn erst nach einigen Jahrhunderten der mündlichen Weitergabe wurde es in Sanskrit niedergeschrieben. Da die Verse sich auf die wesentlichsten Worte, eine Art Stichwortliste, beschränken, gibt es eine Vielzahl von Interpretationen und Auslegungen. Der Übersetzung und Deutung sind viele Bücher gewidmet.

Yoga ist ein Weg um sich selbst besser kennenzulernen. Bereits im ersten Kapitel beschreibt Patanjali, wie der Weg zur genauen Erkenntnis (Samapatti) aussieht. Stetiges Bemühen und dabei Gleichmut bewahren, die Schulung des Atems, die Meditation und weitere von ihm beschriebene Mittel führen zur Selbsterkenntnis.

*„In der Balance aus Anstrengung und Gelassenheit wird der Geist beherrscht."*
(abhyāsa-vairāgya-ābhyāṁ tan-nirodhaḥ)
~ Patanjali, Yoga-Sutra 1.12

Der von ihm formulierte achtstufige Pfad enthält die Empfehlungen für ein glückliches Leben:

1. Die Empfehlungen für den Umgang mit anderen – **Yama**

| | |
|---|---|
| *Ahimsa* | Gewaltlosigkeit |
| *Satya* | Wahrhaftigkeit |
| *Asteya* | Nichtstehlen |
| *Brahmacharya* | Handeln im Bewusstsein eines höheren Ideals |
| *Aparigraha* | Integrität |

2. Die Empfehlungen für den achtsamen Umgang mit sich selbst - **Niyama**

| | |
|---|---|
| *Shauca* | Reinheit / Klarheit |
| *Samtosha* | Zufriedenheit |
| *Tapas* | Disziplin |
| *Svadhyaya* | Selbstbeobachtung |
| *Ishvara Pranidhana* | Hingabe |

| | | |
|---|---|---|
| 3. | **Asana** | Körperhaltungen |
| 4. | **Pranayama** | Atemtechnik |
| 5. | **Pratyahara** | Sinne nach innen richten |
| 6. | **Dharana** | Konzentration |
| 7. | **Dhyana** | stille Reflexion |
| 8. | **Samadhi** | Erleuchtung |

Die letzten drei Stufen: Konzentration, stille Reflexion und Erleuchtung stellen zusammen die Versenkung (Samyama) dar.

## HATHA YOGA PRADIPIKA

Die Hatha Yoga Pradipika (deutsch: „Die Leuchte des Hatha Yoga") ist ein klassischer Text, der den Hatha Yoga, also den körperbezogenen Yoga, beschreibt. Er soll im 14. Jahrhundert durch Swami Swatmarama geschrieben worden sein und gilt neben dem Yogasūtra als eine der wichtigsten Überlieferungen. Der Text beschreibt einige Körperhaltungen (Asanas), Reinigungstechniken (Shatkriyas), Finger- und Handhaltungen (Mudras), Atemtechniken (Pranayama) und die damit zusammenhängenden „Verschlüsse" (Bandhas).

## SAMKHYA PHILOSOPHIE

Die Sāṃkhya Philosophie ist eine der ältesten philosophischen Richtungen Indiens. Sie gehört zu den ersten umfassenden, philosophischen Entwürfen der Menschheit und ist eine Art indische Evolutionstheorie. Sie steht mit Yoga in enger Verbindung, wobei sich die Pfade über die Jahrhunderte eigenständig veränderten.

Betrachtet man die Erkenntnisse der positiven Psychologie und die Lehren des Yoga, so findet man eine überraschende Übereinstimmung.

Die Zusammenhänge möchte ich so einfach wie möglich darstellen und sie allgemein verständlich wiedergeben. Gemäß dem Zitat von Albert Einstein: „Wenn du es nicht einfach erklären kannst, hast du es nicht gut genug verstanden."

Alle Erkenntnisse miteinander betrachtet, ergeben eine einleuchtende Erklärung für die positiven Wirkungen des Yoga und dem sich einstellenden Glücksgefühl nach dem Besuch einer gelungenen Yogastunde.

*„Glück bedeutet für mich die Fähigkeit, glücklich zu sein. Achtsamkeit ist das Bewusstsein dafür, dass Glück und Freude gegenwärtig sind.*
*Glück und Freude sollten zum Objekt unseres Gewahrseins werden, damit es real werden kann."*
~ Thich Nhat Hanh

„Gesundheit ist dasjenige Maß an Krankheit, das es mir noch erlaubt, meinen wesentlichen Beschäftigungen nachzugehen."

*Friedrich Nietzsche*

"Ich versuche nicht besser zu tanzen als irgendjemand anders. Ich versuche nur besser zu tanzen als ich selbst."

*Mikhail Baryshnikov*

## „Und beug und streck"- Körperliche Gesundheit

Körperliche Gesundheit gehört zu den wesentlichen Dingen das Glück und Lebenszufriedenheit erzeugt. Kraftvoll und gesund im Leben zu stehen bedeutet, aktiv am Leben teilhaben und die anstehenden Aufgaben bewältigen zu können.

Körperliche Bewegung führt dazu, sich zu spüren und in der eigenen Haut wohlzufühlen. Allzu oft sitzen wir heute viele Stunden des Tages vor dem Computer und über das Smartphone gebeugt, daher sollte die körperliche Bewegung in der Freizeit einen hohen Stellenwert haben. Yoga stillt sowohl das Bedürfnis nach Bewegung, als auch nach Entspannung.

### KÖRPERHALTUNGEN

Der im Westen am weitesten verbreitete Yoga Stil, Hatha Yoga, hat sicherlich einen so großen Erfolg, weil er unserem zunehmenden Bedürfnis nach Bewegung entgegenkommt. Die Körperhaltungen, Asanas, dehnen und kräftigen den Körper. Muskeln, von deren Existenz man nicht einmal ahnte, werden spürbar und das allgemeine Körpergefühl verbessert sich.

Die Körperhaltung hat Einfluss auf unsere Psyche und umgekehrt hat die Psyche Einfluss auf die Körperhaltung. Lenkt man die Aufmerksamkeit in der Asana auf die Empfindungen des Körpers, so können die mit der Haltung verbundenen

Gefühle wahrgenommen werden. Mental fühlt es sich völlig anders an, ob man mit gesenktem Kopf, hängenden Schultern und vorgeschobenem Becken dasteht oder der Körper aufgerichtet ist. Ein entspannter und selbstbewusster Geist lässt sich auch an der Körperhaltung ablesen.

*„Durch Praxis mit Kraft und Gelassenheit entsteht Harmonie im physischen Körper."*
(sthira-sukham-āsanam)

~ Patanjali, Yoga-Sutra 2.46

R. Sriram schreibt in seiner Auslegung des Yogasutras dazu: *„Asana ist eine Körperhaltung, die stabil und zugleich leicht ist. Das bezieht sich nicht nur auf eine bestimmte Körperübung, sondern im Allgemeinen auf unsere Haltung des Körpers im Leben [...] Beim Üben ist nicht nur die kraftvolle Bemühung, sondern auch die richtige Einstellung des Geistes wichtig. Wir sollten bei der Übung konzentriert sein und die Gedanken auf etwas sehr Subtiles und Unaufhörliches wie den Atem richten."*

Die verschiedenen Asana-Gruppen können unterschiedliche Fähigkeiten fördern:

In den Stehhaltungen hat der Körper den größten Bewegungsspielraum, d. h. die Balance und Koordination werden geschult während man gleichzeitig lernt sich über die Füße zu erden. Die verschiedenen „Virabhadrasana" Haltungen wurde nach einem Krieger namens Virabhadra benannt. Der Sage nach wurde er von Shiva erschaffen, um den Selbstmord seiner Frau Sati zu rächen. Daher werden für diese kraftvollen Haltungen der Name „Krieger" oder „Held" verwendet. Sie fördern Kraft, Stabilität und Langmut. Sie sind die „Krieger" die uns bei regelmäßiger Praxis das Glück bringen können.

Balancepositionen helfen die Angst zu überwinden und sich zu zentrieren. Der Geist wird dadurch ruhiger. Durch regelmäßiges Üben helfen sie auch im Alltag fokussiert zu sein und in der eigenen Mitte zu bleiben.

Vorwärtsbeugen nutzen die Schwerkraft um Spannungen im Körper aufzulösen. Emotional helfen Vorwärtsbeugen, die Aufmerksamkeit nach innen zu richten und die Stille zu spüren. Das kann jedoch am Anfang eine herausfordernde Aufgabe sein.

Rückbeugen gehören im Alltag nicht unbedingt zu unserem Bewegungsrepertoire und erfordern, dass man sich auf sie einlässt. Es braucht sowohl körperliche, als auch mentale Kraft, Mut und Flexibilität um sich rückwärts in das Unbekannte zu öffnen. Die Muskulatur der Körpervorderseite wird gedehnt und die Körperrückseite gekräftigt. Rückbeugen können verborgene Emotionen frei werden lassen. Sie erhellen die

Gedanken und fördern das Gefühl von Freiheit und Glück.

Umkehrhaltungen wie der Handstand oder der Schulterstand drehen den Einfluss der Schwerkraft auf unseren Körper um. Der ganze Körper wird auf den Kopf gestellt und erfordert eine Anpassung aller Organfunktionen. Das wirkt auch auf der emotionalen Ebene, denn eingeübte Verhaltensmuster können neu betrachtet werden. Sie erfordern Kraft, setzen neue Energien frei, können Ängste reduzieren und steigern die Konzentration.

Letztlich aber muss jeder seine eigenen Erfahrungen in der Asana Praxis machen. Denn nur selbst erspürt bleiben sie in nachhaltiger Erinnerung. Wichtiger ist es also, die eigenen Empfindungen zu beobachten, denn diese sind oft bereits in der ersten Stunde erfahrbar und erklären vielleicht schon einen Teil des guten Gefühls, das sich nach der Yogastunde einstellt.

## SPORTMEDIZIN

Die Sportmedizin definiert körperliche Fitness als Zusammenspiel von Muskelkraft, Beweglichkeit, Herz-Kreislauf-Gesundheit und Atemkapazität. Die Asana Praxis im Yoga verhilft zu schönen, langen Muskeln durch den Wechsel von konzentrischen und exzentrischen Muskelkontraktionen. Die Muskeln werden sowohl angespannt und gekräftigt, als auch gedehnt. Sie gelten als weniger verletzungsanfällig und belastbarer. Die gewünschte Herz-Kreislauf-Kapazität für ein Ausdauertraining wird meist erst durch eine schnellere Yoga Sequenz wie z.B. im Ashtanga oder Vinyasa Yoga erreicht. Wichtig ist die Koordination der Bewegung mit dem Atem. Der natürliche Atemrhythmus gibt das Tempo der Bewegung vor.

Wenn Du schon einmal ein regelmäßiges Lauftraining gemacht hast, kennst du das Phänomen des Glücks durch Bewegung vielleicht schon: ein „Runners High", das eintritt, wenn der Körper durch moderates Ausdauertraining Endorphine produziert, die zu Glücksgefühlen führen. Dieses endogene, d. h. vom Körper selbst erzeugte, Morphin wirkt schmerzlindernd und gilt als „Glückshormon". Durch dessen Ausschüttung gerät die Anstrengung in Vergessenheit und man hat das Gefühl für immer und gut gelaunt weiterlaufen zu können.

Das Hormon Oxytocin, auch als „Kuschelhormon" bezeichnet, gilt ebenso als mögliche Erklärung für die Wirkungsweise von Yoga und Meditation. Es wird bei Körperkontakten, wie Umarmungen oder Massagen, aber auch durch angenehme Sinneswahrnehmungen, wie Gerüchen, Klängen oder Licht, ausgeschüttet. Eine tiefe und langsame Atmung, die Endentspannung und die Meditation haben die gleiche Wirkung. Dadurch entspannt sich der Körper, der Blutdruck sinkt und das Stresshormon Cortisol verringert sich.

Die Asanas erwärmen den Körper und stimulieren die Körpervorderseite, insbesondere die Leisten. Die dort liegenden Rezeptoren des Vagusnervs sind Teil des Parasympathikus und damit des autonomen Nervensystems. Dieses reguliert die Funktion der inneren Organe autonom und lässt sich, mit Ausnahme der Atmung nicht willentlich beeinflussen. Die yogische Atemkontrolle, Pranayama, wirkt somit direkt auf dieses eigenständige Nervensystem. Dadurch haben wir die Möglichkeit es unmittelbar zu beeinflussen. Eine bewusste tiefe Ausatmung lässt den Herzschlag langsamer werden und wirkt beruhigend.

Der Gegenspieler ist der Sympathikus, der Teil des Nervensystems, der im Falle von Gefahr für Angriff oder Flucht zuständig ist. Er versetzt den Körper in Stresssituationen in hohe Leistungsbereitschaft. Zu Beginn der Evolution wurde damit das Überleben gesichert. Da es sich in unserer heutigen Lebenssituation bei Stress jedoch nur selten um die lebensrettende Flucht handelt, ist unser Körper nicht zu einem angemessenen Ausgleich befähigt. Wir leben im 21. Jahrhundert, reagieren aber bei Stress wie der Neandertaler.

Die Aktivierung des Parasympathikus durch Yoga wirkt dem entgegen und führt schnell zur Entspannung und einem Gefühl des Wohlbefindens. Durch die Asana Praxis wird der Stoffwechsel angeregt, der Körper baut Stresshormone ab und das Immunsystem wird gestärkt. In der Folge fühlt sich der Körper wärmer, entspannter und besser an.

*„Der Körper ist vollkommen, wenn er eine gute Ausstrahlung hat, kraftvoll und ausgewogen geformt, sowie widerstandsfähig ist."*

(rūpa-lāvaṇya-bala-vajra-saṁhananatvāni-kāyasaṁpat)
~ Patanjali, Yoga-Sutra 3.46

## Der Körper ist die Bühne deiner Gefühle.

Ändere deine Körpersprache und du änderst dein Leben!
In dem du dich in die Körperhaltung eines anderen Menschen einfühlst, kannst du seine Sichtweise erspüren. Wie fühlst du dich in dieser Haltung? Wie mag es diesem Menschen gehen, der vielleicht so hölzern geht? So arrogant wirkt? Kann es einen anderen Grund für sein Verhalten geben als dich persönlich?

### Du hast die Wahl was du denken und wie du dich fühlen möchtest!

1. Bestimme wie du dich fühlst: ärgerlich, ängstlich, eifersüchtig.
2. Frage dich: Wie möchtest du dich im positiven Fall fühlen?
3. Entscheide dich, wie du dich fühlen möchtest (du bist deinen Gefühlen nicht ausgeliefert).
4. Wie könntest / müsstest du denken, um mich so zu fühlen wie du dich fühlen möchtest?

Du fühlst wie du denkst.
Ersetze negative Gefühle durch positive.

## WACHSTUM

Jeder Mensch, jedes Lebewesen, will sich von Natur aus entfalten und seine Fähigkeiten erweitern. Das ist uns genetisch in die Wiege gelegt. Durch herausfordernde Asanas wird dem Wunsch nach Bewegung und Wachstum entsprochen. Im normalen Lebensumfeld, zwischen Arbeit, Haushalt, Beziehung und den Erwartungen anderer Menschen ist es manchmal gar nicht so einfach eingefahrene Handlungsmuster, die sich zur Alltagsbewältigung bewährt haben, zu ändern. Yoga erlaubt die Erfahrung und Akzeptanz ungewohnter Haltungen und der körperlichen Grenze. Und die Erfahrung, dass viel mehr möglich ist, als gedacht. Unabhängig vom Alter werden durch kontinuierliches Üben Grenzen verschoben und wir wachsen über uns selbst hinaus, denn ein beweglicher Körper hat auch einen beweglichen, wachen Geist zur Folge.

Der Handstand zum Beispiel führt durch alle Varianten des körperlichen und geistigen Widerstands. Eines Tages jedoch, nach anfänglicher Verweigerung, vielen erfolglosen Sprüngen, Angst, Frust und Trotz, reicht ein leichtes Federn um uns in den Handstand zu heben und die Welt aus einem anderen Blickwinkel zu betrachten.

## FLOW

Ujjaii, die rauschende Atmung in der Yogapraxis, fokussiert die Aufmerksamkeit und führt in Verbindung mit einer fließenden Bewegung im

Idealfall in den „Flow", d. h. in die völlige Versenkung in den Augenblick. Der Körper fließt im Rhythmus der Atmung von einer Haltung in die nächste.

Mihaly Csikszentmihalyi, der Schöpfer der Flow Theorie, definiert ihn so:

*„Flow ist eine Erfahrung in der wir so vollkommen aufgehen, dass die Zeit zu verfliegen scheint und wir nichts um uns herum wahrnehmen, nicht einmal Hunger, Hitze und Kälte oder Verlegenheit. Es wird vermutet, dass Flow extrem hilfreich für unser Glück ist. Diese Erfahrung tritt auf, wenn wir uns auf eine herausfordernde, aber handhabbare Tätigkeit einlassen, die ein großes Maß an Können erfordert. Aktivitäten, die Flow-Erfahrungen hervorbringen, sind in sich motivierend, weil sie einen Seinszustand bewirken, der einen Selbstzweck darstellen kann. Darüber hinaus nimmt man an, dass solche Aktivitäten einer Person erlauben, aufzublühen und auf ihrem höchsten Leistungsniveau zu arbeiten."*

Wenn wir demnach unsere Bewegungen mit der Atmung synchronisieren und je nach persönlicher Konstitution mehr oder weniger schwierige Körperhaltungen einnehmen, uns dabei fordern, aber nicht überfordern, ist der Geist bereits so beschäftigt, dass schon eine Yogaeinheit ausreicht, uns ein Gefühl des vollkommenen Glücks zu schenken. Es zählt nur noch die Gegenwart, der

Geist ist fokussiert und die Erlebnisse des Tages treten zurück.

Das erste Niyama, Shauca, empfiehlt uns Reinheit, Sauberkeit und Entschlackung, sowohl körperlich, als auch geistig und spirituell.

In der Hatha Yoga Pradipika werden sechs geheime Handlungen, die sogenannten Shatkriyas, zur Gesunderhaltung und Reinigung des Körpers genannt. Diese sind:

| | |
|---|---|
| *Dhauti* | Magenreinigung mittels eines Baumwolltuches |
| *Basti* | Enddarmspülung / Einlauf |
| *Neti* | Nasenspülung |
| *Trataka* | Augenreinigungsübung und Meditationstechnik |
| *Naulika* | Darmreinigung |
| *Kaphalabati* | Lungenreinigung durch Atemtechnik |

~ Hatha Yoga Pradipika 2.22 und 2.23

Die meisten dieser Kriyas haben in der Yogapraxis der westlichen Übenden derzeit keine herausragende Bedeutung. Sie erfordern einiges an Überwindung und sollten durch einen erfahrenen Lehrer begleitet werden. Dhauti zum Beispiel bedeutet ein langes Baumwolltuch, Stück für Stück, herunterzuschlucken und anschließend wieder heraus zu ziehen. Neti, die Nasenspülung mit Salzwasser, ist hingegen mittlerweile in vielen Haushalten als Mittel gegen Nasennebenhöhlenentzündung angekommen. Auch Trataka lässt sich von sich von fortgeschrittenen Yogis problemlos anwenden. In Kaphalabati sollte man sich durch einen erfahrenen Lehrer einweisen lassen, denn die Atmung ist die „geheime Zauberkraft" des Yoga.

" Der größte Beitrag, den wir für das Wohlergehen der Menschen in unserem Leben leisten können, ist Frieden in unseren Herzen zu haben."

David Simon

"Ich habe die Erfahrung gemacht, dass der größere Teil unseres Glücks oder Unglücks von unserer Stimmung und nicht von den Umständen ab-
hängt."

Martha Washington

"Glück hängt nicht davon ab was du hast oder
wer du bist. Es hängt alleine davon ab, was du
denkst."

Buddha

## „Ich geh schaukeln" - Mentale Gesundheit

Alle Menschen, alle Lebewesen, streben nach Freiheit und Glück. Mentale Gesundheit bedeutet frei handeln und das Leben im Rahmen der eigenen Wahrnehmungsmöglichkeiten voll erfassen zu können. Sie versetzt uns in die Lage eigene Gedankenstrukturen erkennen zu können.

Die World Health Organisation (WHO) definiert mentale Gesundheit folgendermaßen: *„Mentale Gesundheit bezieht sich auf eine breite Palette von Aktivitäten (...) Ein Zustand des vollständigen körperlichen, geistigen und sozialen Wohlbefindens und nicht nur die Abwesenheit von Krankheit und Gebrechen. Sie ist verbunden mit der Förderung des Wohlbefindens, der Verhütung psychischer Störungen, sowie der Behandlung und Rehabilitation von Menschen mit psychischen Störungen."*

Ist die Erfahrung durch gestörte oder falsche Wahrnehmungen, wie zum Beispiel Angststörungen oder Depressionen, eingeschränkt, so ist auch die freie Handlungsfähigkeit begrenzt. Die Verlässlichkeit der Sinne und die Fähigkeit eigene Erlebnisse und Handlungen zu reflektieren, erlaubt einem Menschen bewusst und konzentriert handeln zu können. Das Ergebnis ist eine geplante Aktion und die erfolgreiche Umsetzung eines Plans, sowie die daraus resultierenden Erfolge, machen glücklich. Wir erfahren, dass das, was uns widerfährt, kein Zufall ist. Es kann durch unser Zutun beeinflusst und gesteuert werden.

## RESILIENZ

Durch herausfordernde Asanas, die komplexere Körperbeherrschung erfordern, als auch durch die mentale Übung in der Meditation, lernt der Yogi, anzunehmen was ist. Trotz auftretender Widerstände und Hindernisse übt man, zunächst im Kleinen auf der Yogamatte, nicht aufzugeben, sondern sich selbst zu überwinden, dran zu bleiben. Und diese Erfahrung lässt sich dann auf alltägliche Situationen übertragen.

Eine wichtige Ressource in der Psychologie ist die Resilienz. Die Fähigkeit Rückschläge oder Krisen durch die Mobilisierung eigener Kräfte zu bewältigen und sie als Möglichkeit zur persönlichen Entwicklung und zugunsten des persönlichen Wachstums positiv umzudeuten. Dadurch wird die Bewältigung auch schwieriger Aufgaben möglich.

Durch Yoga wird die generelle Sensibilität erhöht, aber die persönliche Verwundbarkeit wird durch die Übungspraxis verringert.

*„Das Leid wird bekämpft indem wir uns durch beharrliches Üben auf ein Ziel ausrichten"*
(tat-pratiṣedha-artham-eka-tattva-abhyāsaḥ)
~ Patanjali, Yoga-Sutra 1.32

*„Das, was uns leid zufügt, ist eine pessimistische Haltung des Geistes, körperliche Unbeherrschtheit, der Verlust der Atemkontrolle und Nervosität."*
(duḥkha-daurmanasya-aṅgamejayatva-śvāsapraśvāsāḥ vikṣepa sahabhuvaḥ)
~ Patanjali, Yoga-Sutra 1.33

Durch die Yogapraxis wird die Konzentration, durch die Synchronisation von Bewegung und Atmung, geschult. Durch regelmäßiges Üben lässt sich erfahren, dass sowohl neue körperliche Fähigkeiten erworben, als auch mentale Grenzen verschoben werden können. So passiert es eines Tages, dass die Finger tatsächlich die Zehen erreichen in Uttanasana, der tiefen Vorbeuge. Es gilt nichts zu erreichen, sondern nur der eigenen Praxis treu zu bleiben.

## EHRLICHKEIT

Das zweite Yama, Satya, empfiehlt uns ehrlich und wahrhaftig zu sein.

*„Bei Menschen, die die Wahrhaftigkeit gemeistert haben, gehen die eigenen Aussagen und Handlungen stets in Erfüllung"*
(satya-pratiṣṭhāyaṁ kriyā-phala-āśrayatvam)
~ Patanjali, Yoga-Sutra 2.36

Was bedeutet in diesem Sinne Wahrhaftigkeit? Wenn das innere und das äußere Selbstbild, also Denken und Handeln, Kommunikation und Lebenswandel übereinstimmen ergibt sich ein authentisches und stimmiges Verhalten mir selbst, anderen und der Umwelt gegenüber.

Wahrhaftigkeit, und somit Authentizität, zeigt sich insbesondere in den Momenten, in denen man mit seiner Meinung auf Widerstand trifft und trotzdem die eigene Überzeugung lebt. Sich nicht verbiegt oder einknickt um anderen gefällig zu sein. Authentizität macht dich für andere verlässlich und deine Entscheidungen nachvollziehbar.

### KLÄRUNG DES GEISTES

In diesem Zusammenhang lässt sich auch das erste Niyama, Shauca, sehen. Es empfiehlt neben der körperlichen Reinheit, auch die Klärung des Geistes.

*„Reinheit führt zur Abwendung von der Körperlichkeit und zur Unberührbarkeit durch Äußerlichkeiten."*
(śaucāt svānga-jugupsā parairasaṁsargaḥ)
~ Patanjali, Yoga-Sutra 2.40

*„Aus ihr gehen die Fähigkeit zum positiven Denken, zur Ausgerichtetheit, zur Kontrolle über die Sinne und zur Wahrnehmung des Inneren hervor."*
(sattva-śuddhiḥ saumanasya-ikāgry-endriyajaya-ātmadarśana yogyatvāni ca)
~ Patanjali, Yoga-Sutra 2.41

Eine der wichtigsten Voraussetzungen Glück zu erfahren ist, mit sich selbst auszukommen und sich selbst wertzuschätzen. Alleine sein zu können, sich selbst ertragen und zu genügen. Die Zeit um die Gedanken und das eigene Befinden, unabhängig von äußeren Einflüssen, zu erkennen.

Am Ende der Asana Praxis ist Savasana, die sogenannte Totenstellung, die Möglichkeit Körper und Geist zur völligen Ruhe kommen zu lassen und alle Anspannungen zu lösen. Die Haltung ist körperlich die einfachste, mental jedoch die schwierigste Übung in der Asana Praxis. Die Entspannung bewusst zuzulassen und auf die Ablenkungsmanöver des Körpers und des Geistes, wie Juck- oder Hustenreiz nicht einzugehen, ist für den Yogaanfänger schwierig genug. Dann noch die möglicherweise kreisenden Gedanken wahrzunehmen und sie bewusst zu stoppen, erfordert einiges an Übung. Wer Savasana gemeistert hat, findet dann den Übergang zur Meditation.

*„Thinking is hard. Not thinking is harder."*
~Hans Aarsmann

## MEDITATION

Die Meditation ist eines der Mittel um den Gedankenfluss zur Ruhe zu bringen. Das Zurückziehen der Sinne beruhigt den Geist und richtet die Aufmerksamkeit nach innen. Äußere Einflüsse oder Ereignisse treten in den Hintergrund und lenken nicht mehr ab. Zu Beginn der Praxis ist das

Zurückziehen der Sinne oft nur in aller Abgeschiedenheit und Stille möglich. Wer jemals versucht hat zu meditieren weiß, dass es anfangs äußerst schwierig ist, die Gedanken auch nur für zwei Atemzüge zur Ruhe kommen zu lassen. Der Geist ist konstant in Bewegung und wird andauernd durch Sinneswahrnehmungen, das Ego und sogar die Atmung beeinflusst. Er ist ständig damit beschäftigt Erfahrungen und Erlebnisse blitzschnell mit bereits Erlebtem abzugleichen und zu bewerten.

Dieses Bewusstsein wird im Raja Yoga „Chitta" genannt. Chitta sind die beiden Stimmen in uns, die miteinander diskutieren, wenn wir nicht wissen, wie wir entscheiden sollen oder die uns gerne hemmungslos kritisiert. Es ist die vernünftige, abwägende und vermeintlich rationale Stimme, die mit der emotionalen Stimme des Herzens diskutiert.

Im nächsten Schritt gehen wir etwas auf Abstand und nehmen die Rolle des Beobachters der eigenen Gedanken ein. Die Meditation ermöglicht die Reflexion und die Beobachtung des Geistes und des Körpers. Die Beobachtung der Atmung lässt immer feinere Details deutlich werden. Die Gedanken können wahrgenommen werden und dadurch in eine konstruktive Richtung gelenkt werden. Das Gespür für die eigenen Gefühle verfeinert sich, man lässt sich aber nicht mehr so schnell von ihnen überwältigen. Allerdings möchte der unstete Geist uns in der Regel ganz schnell aus diesem Zustand zurückholen. Ist dieser innere Abstand aber erst einmal eingetreten, so stellt sich Ruhe ein und lässt langfristig Klarheit über die eigene Person entstehen.

*„Sind die Sinne nicht mehr die Ursache für Ablenkung, stehen sie zur Verfügung für die innere Wahrnehmung."*
(tataḥ paramā-vaśyatā indriyāṇām)
~ Patanjali, Yoga-Sutra 2.55

Patanjali beschreibt in den Yogasutren die drei Stufen der Konzentration (Samyama), die in die vollkommene Erkenntnis münden und zusammen als Versenkung bezeichnet werden.

**1. Konzentration** - Dharana
Durch die Konzentration auf die Atmung, ein Mantra oder ein Objekt, wie zum Beispiel eine Kerze oder eine Abbildung, werden Fühlen und Denken so zentriert, dass sie zu einer Einheit verschmelzen und kein Unterschied zwischen beidem mehr wahrgenommen wird.

**2. stille Reflexion -** Dhyana
Die anhaltende Konzentration führt zur stillen Reflexion und somit zur Meditation.

**3. Erleuchtung -** Samadhi
Samadhi ist das langfristige Ergebnis bei stetiger Übung der beiden vorhergenannten Stufen. Zeit, Raum und Materielles existieren in diesem

Zustand nicht mehr. Man befindet sich in einem Zustand der Glückseligkeit, auch Ananda genannt. Das Bewusstsein macht keinen Unterschied mehr zwischen der eigenen Person oder der Umgebung und nimmt auch keine Bewertung der Situation vor. Es ist die Erkenntnis mit allem verbunden und ein Teil des Ganzen zu sein. Daraus stellt sich reines Bewusstsein ein.

In der Meditation ganz mit der eigenen Wahrnehmung beschäftigt zu sein, kann eine starke emotionale Wirkung haben , die man aushalten und verstehen lernen muss. Wenn man jedoch die Selbstständigkeit und Unabhängigkeit des Geistes kennenlernt und erlebt, dass man die eigenen Gedanken beobachten kann, so ermöglicht das eine neue Qualität der Gedanken und lässt einen distanzierteren Blick auf das eigene Sein zu.

*„Sie dürfen nicht alles glauben, was Sie denken."*
~ Heinz Erhard

## ACHTSAMKEIT

Der Kern der Yogapraxis ist die Achtsamkeit. Die Bewegungen werden bewusst ausgeführt, der Atemfluss gibt den Rhythmus an und die Tätigkeiten des Geistes werden erkannt. Impulsive Gedanken und Taten werden durch bewusste Handlungen ersetzt. Durch Achtsamkeit entstehen Anerkennung, Dankbarkeit und Wertschätzung für das Leben. Das Leben bewusst wahrzunehmen und aufmerksam in der Gegenwart zu sein, erhöht die Lebensqualität außerordentlich.

Auch im Alltag sollte man sich regelmäßige Auszeiten und stille Momente gönnen in denen man nichts „tut", sondern einfach nur „ist". Aus dieser Haltung heraus sollten wir das Leben, auch ohne besonderen Grund, immer wieder feiern und uns selbst in besonderen Momenten ganz bewusst eine Freude machen. Eine Mittagspause auf einer sonnigen Terrasse, ein selbst gekaufter Strauß Blumen oder eine Massage nach anstrengenden Zeiten drücken die Dankbarkeit für das Leben aus. Die schönen Dinge des Lebens zu feiern, lässt die Seele lächeln.

# Atemachtsamkeit

Die Übung kannst du aufrecht sitzend oder liegend machen.
Um den Atem besser zu spüren lege die Hände bei Bedarf auf den Bauch:

Nimm zunächst deine Atmung, so wie sie ist, wahr.
Spüre die Einatmung, spüre die Ausatmung.
Spüre den Raum in dir, den die Atmung berührt.
Lenke die Aufmerksamkeit auf die Nasenflügel, fühle die kühle einströmende Luft und die angewärmte ausströmende Luft.

Verfolge den Weg der kühlen Luft durch die Nase, den Rachen, den Hals bis in die Lungen und beobachte die angewärmte Luft die aus den Lungen durch den Rachen, den Hals aus der Nase wieder austritt.

Nach und nach vertiefe die Einatmung, so dass die Bauchdecke sich hebt und vertiefe die Ausatmung ebenso. Die Bauchdecke sinkt wieder.
Mühelos, lässt du die Ausatmung länger werden als die Einatmung.

Vielleicht kannst du die kleine Pause zwischen Ein- und Ausatmung wahrnehmen.

„Entwickeln Sie Wertschätzung dafür, wer Sie sind und was Sie sind, glauben Sie an ihre eigenen Fähigkeiten und suchen Sie nach Erkenntnis."

*D.J.W. Stümpfer*

"Du kannst das gesamte Universum absuchen, und findest kein einziges Wesen, dass mehr Liebe verdient als du."

*Buddha*

„Die Hoffnung und die Angst sorgen dafür, dass das Glück vor der Tür bleibt."

*Sanai*

## „Warum immer ich?" – Selbstakzeptanz

Von klein auf lernen wir und so lernen wir auch mit Misserfolgen umzugehen. Aufstehen, hinfallen, etwas verstehen oder es sich nochmal erklären lassen. Immer wieder das Beste geben und so langsam Besser werden. Lebenslanges Lernen ist die Voraussetzung um den Anschluss an die neuen Technologien und den Wandel der Zeit nicht zu verpassen. Je älter und erfahrener wir jedoch werden, umso niedriger wird die Akzeptanz für Misserfolge. Es braucht immer mehr Kraft um sie positiv umzudeuten, sie als Chance zu sehen und Strategien zum Umgang damit zu entwickeln.

Das Leben ist einem, mal mehr, mal weniger, offensichtlichem Wandel unterlegen und erfordert ständige Anpassung. Die eigenen Grenzen zu erkennen, treibt die einen in die Resignation und Hilflosigkeit, andere hingegen spornt es erst recht zum Handeln an. Aus Misserfolgen zu lernen und Hindernisse auf dem Lebensweg zu überwinden, lässt diese Ereignisse zu etwas Positivem werden. Letztlich geht es immer darum zu erkennen, aus welcher Perspektive man ein Ereignis betrachtet. Sind 15°C kalt oder warm? Ist das Wetter gut oder schlecht, wenn es regnet? Habe ich Urlaub, so bedeutet der Regen wahrscheinlich schlechtes Wetter, nach den letzten Dürresommern in Deutschland kann sich diese Wahrnehmung mittlerweile auch geändert haben.

Wenn man sich über die eigene Perspektive bewusst ist, kann man in jeder negativen Erfahrung einen Aspekt erkennen, der zu etwas Positivem geführt hat. Dieses, in der Psychologie auch posttraumatisches Wachstum genannte, Erlebnis lässt die Persönlichkeit wachsen. Dieses innere Wachstum hilft das Leben tiefer, reicher und persönlich sinnvoller zu erleben. Träume zu verwirklichen und authentischer, im Einklang mit den persönlichen Bedürfnissen, zu leben. Es erstaunt mich immer wieder, wie viele Menschen rückblickend in einer schweren Krankheit etwas Positives und als Glücksfall erkennen. Viele sagen, erst dadurch haben sie, den Wert des Lebens zu schätzen gelernt und ihr Verhalten in vielen Bereichen bewusst geändert.

Im Praktizieren von Asanas gehen wir ganz bewusst an die eigenen Grenzen, lernen einerseits zu akzeptieren, was ist und andererseits, dass diese Grenzen verschiebbar sind. Balanceübungen halten uns jedes Mal den Spiegel vor: „Wie geht es mir heute? Bin ich konzentriert? Wie geht mein Geist mit der Situation um, wenn ich die Balance verliere? Kann ich es akzeptieren und mich mit ruhigem Geist von neuem in die Position begeben oder bin ich verärgert über mich selbst?"

Selbstakzeptanz bedeutet auch, sich nicht ständig mit anderen zu vergleichen. Oft fällt uns das jedoch schwer, da wir gesellschaftlich darauf konditioniert sind uns anzupassen. Von klein auf konkurrieren wir mit anderen.

Aber Gefühle von Überlegenheit als auch von Minderwertigkeit sollten möglichst vermieden werden. Das Ego wird dabei herausgefordert die Dinge, so wie sie sind, zu akzeptieren. Es gibt kein besser oder schlechter, es gibt nur unterschiedliche Talente, Charaktere und Lebensgeschichten. Die eigenen Erfolge wertzuschätzen und auch die kleinen Dinge zu feiern, führt zu größerem gefühltem Glück und Zufriedenheit. Erst wenn ich mir meiner Schwäche oder Unzulänglichkeit bewusst bin, kann ich daran arbeiten und besser werden. Jeder Mensch ist ein wertvolles Unikat, mit persönlichen Stärken und Schwächen.

So bietet Yoga in einer Leistungsgesellschaft in der in der Regel nur die Gewinner belohnt werden, einen geschützten Raum zum Scheitern. Eine Spielwiese, auf der man seine körperlichen Fähigkeiten und neue Bewegungen ausprobieren kann, ohne durch ein Bewertungsraster eingeschränkt zu werden.

Im Yoga ist nicht die Perfektion der Körperhaltung ausschlaggebend, sondern es geht um die Wahrnehmung des Körpergefühls während der Ausführung und die Haltung des Geistes dabei. Umkippen aus der Balancehaltung heraus, lässt so wunderbar die Reaktion des Geistes beobachten.

Das Niyama Samtosha empfiehlt genügsam zu sein und das was ist, wertzuschätzen. Das bedeutet auch, uns selbst so anzunehmen wie wir sind. Zufriedenheit entsteht aus Dankbarkeit, auch für die kleinen Dinge. Zufrieden zu sein mit dem, was wir haben, hat nichts mit schönreden zu tun. Es geht darum eine tiefe Zufriedenheit zu entwickeln, die nicht flüchtig ist. Sie erfüllt uns von innen heraus mit Frieden.

*„Aus Zufriedenheit, Dankbarkeit und Fröhlichkeit geht unvergleichbares Glück hervor."*
(saṁtoṣāt-anuttamas-sukhalābhaḥ)

~ Patanjali, Yoga-Sutra 2.42

Wenn man sich selbst nicht mag, ist es schwer Vertrauen zu anderen Menschen zu entwickeln und Beziehungen aufzubauen. Selbstakzeptanz und Selbsterkenntnis sind die Grundlage für harmonische Beziehungen. Nur wer sich selbst wertschätzt, an die eigenen Fähigkeiten glaubt und sich weiter entwickeln möchte, kann diese Werte auch in anderen Menschen anerkennen und sie in Ihrer Einzigartigkeit unterstützen. Selbstbewusst die Kontrolle über das eigene Leben zu übernehmen, erhöht gleichzeitig das Vertrauen in andere Menschen und deren Fähigkeiten.

Wenn du wüsstest, dass du dich nie verändern wirst, wärst du dann bereit, dich so zu lieben wie du bist?

*„Ohne Unterscheidung von sozialer Schicht, Ort, Zeit und Situation in allen Bereichen diese Achtung gegenüber den Mitmenschen einzuhalten, ist eine große Tugend."*

(jāti-deśa-kāla-samaya-anavacchinnāḥ sārvabhaumā-mahāvratam)

~ Patanjali, Yoga-Sutra 2.31

Die Frage ist nicht was wir vom Leben erwarten können, die Frage ist, was das Leben von uns erwartet. Denn ist das Leben selbst nicht ein so großartiges Geschenk, dass wir verpflichtet sind, das Beste aus uns, unseren Fähigkeiten und diesem einzigartigen Moment zu machen?

## UMGANG MIT SICH SELBST

Patanjali rät zu Disziplin, Selbsterforschung und Hingabe. Die Niyamas Tapas, Svadhyaya und Ishvara Pranidhana empfehlen uns, uns auf verschiedene Weise mit uns selbst zu befassen. Die Gedanken und Handlungen sollen beobachtet und verfeinert werden.

*„Leidenschaftlich, aber ergebnisunabhängig zu handeln, dabei achtsam die eigenen Grenzen zu respektieren und sich selbst zu erforschen wird Kriya Yoga genannt."*

(tapaḥ svādhyāy-eśvarapraṇidhānāni kriyā-yogaḥ)

~ Patanjali, Yoga-Sutra 2.1

Kriya Yoga, der Weg des Handelns, wird durch Patanjali so erklärt:

**Tapas** bedeutet „Feuer" oder „Hitze" und meint das innerliche Feuer, das uns anspornt hart zu arbeiten, um unsere Ziele zu erreichen. Es verlangt Disziplin und Enthusiasmus im Handeln. Wir sollen auf die Gesundheit und den Körper achtgeben, ihn kräftigen und durch gute und gesunde Nahrung fit halten.

**Svadhyaya** rät zur Selbsterforschung und an der eigenen geistigen Entwicklung interessiert zu sein. Die Gedanken zu beobachten und zu reflektieren, um dadurch sensibler im Umgang mit uns selbst und anderen zu werden.

**Ishvara Pranidhana** bedeutet Hingabe im Sinne von engagiertem, aber erwartungsfreiem Handeln
Durch regelmäßige Übung stellt sich tiefe Ruhe und Ausgeglichenheit ein.

Wenn ich verstehe, warum ich in bestimmten Situationen immer wieder gleich reagiere und das Muster dahinter erkenne, entwickele ich Verständnis für meine Reaktionen und Gefühle. Erst durch dieses bewusst machen, kann das eigene Verhalten verändert werden.

*„Sauberkeit, Zufriedenheit, Selbstdisziplin, Lernen*
*von sich selbst und Annehmen seines Schicksals,*
*das macht die Achtung vor sich selbst aus."*
(śauca saṁtoṣa tapaḥ svādhyāy-eśvarapraṇidhānāni
niyamāḥ)
~ Patanjali, Yoga-Sutra 2.32

## SCHWIERIGKEITEN

Die Schwierigkeiten und Hindernisse auf unserem Weg zum Glück sind die störenden Kräfte, die Klesas, die uns das Leben schwer machen und uns belasten. Wenn die eigenen Beweggründe erkannt sind, bieten sich neue Handlungsmöglichkeiten.

*„Mangel an Erkenntnisfähigkeit, Identifikation*
*mit dem Wandelbaren, der Glaube, durch äußere*
*Gegebenheiten Glück oder Unglück zu erfahren*
*und eine tiefsitzende Angst sind die Bürden auf*
*diesem spirituellen Weg."*
(avidyā-asmitā-rāga-dveṣa-abhiniveśaḥ-kleśāḥ)
~ Patanjali, Yoga-Sutra 2.3

Diese störenden Kräfte sind in jedem von uns vorhanden und mehr oder weniger ausgeprägt. Patanjali definiert sie folgendermaßen:

**Unwissenheit** - Avidya

Avidya wird als die „Mutter aller störenden Kräfte" bezeichnet, denn sie ist auch der zusammenfassende Ausdruck für alle anderen

Klesas. Avidya bedeutet, dass wir die wirklich wichtigen, wesentlichen Dinge im Leben mit den unwesentlichen verwechseln.

Häufig wird der Selbstwert über die Größe des Autos, des Hauses oder andere materielle Errungenschaften definiert. Anerkennung, Macht und Ruhm sind die Antreiber, anstatt dem Leben wahren Sinn zu geben. Im spirituellen Sinne bedeutet Avidya einen Mangel an Wissen und Selbstkenntnis. Dieser Mangel führt zu einem übersteigerten Ego, Vorlieben und Abneigungen und der Angst vor Verlust und Veränderung. Gefühle von Neid oder Angst sind keine guten Voraussetzungen für ein glückliches Leben.

**Selbstbezogenheit** - Asmita

Asmita bedeutet sich mit dem Ego und den eigenen Fähigkeiten wie z. B. dem Beruf, der Anerkennung durch andere oder der gesellschaftlichen Stellung zu identifizieren.

Wir haben im Leben jedoch nicht nur eine Rolle: wir sind Kind, Eltern, Manager oder Krankenpfleger, Schwester, Bruder, Freund, Nachbar, Chef oder Angestellter und alles ist vergänglich. Durch die vollständige Identifikation mit einer Rolle ist das Dilemma vorprogrammiert wenn sie ungeplant wegfällt.

Durch die Wirkung von Asmita erkennt der Mensch nicht, wer er wirklich ist.

## Gier oder Verlangen - Raga

Raga bedeutet zu viel Leidenschaft oder Begehren nach etwas zu haben. Verhaftet zu sein an etwas, von dem wir immer mehr haben wollen.

Das können materielle Dinge sein, wie das neue Paar Schuhe oder das größere Auto. Kauf- oder Spielsüchtige verschaffen sich ein kurzes Glücksgefühl in dem sie unkontrolliert Geld ausgeben, sich dabei aber in hohe finanzielle Schulden stürzen.

Eifersucht bedeutet nichts anderes, als den geliebten Menschen festhalten zu wollen. Ganz abgesehen davon, dass kein Mensch sich gefesselt fühlen möchte, wird auch jeder andere glückliche Moment unweigerlich vorbei gehen, um einer neutralen oder sogar negativen Erfahrung Platz zu machen. Bis dann irgendwann wieder ein glücklicher Moment folgt. Umso wichtiger wird es, das beständige Glück im Sinne von Gleichmut für sich zu finden.

## Hass und Vorurteile - Dvesha

Dvesha ist der Widerwille vor, oder die Abneigung gegen etwas. Die Angst etwas zu bekommen, was wir nicht wollen oder etwas nicht zu bekommen, was wir unbedingt haben wollen. Das was man nicht kennt, kann Angst einflößen. Im Fremdenhass zeigen sich das Vorurteil

und die Angst vor dem Unbekannten unange-
nehm deutlich. Mangelndes Selbstvertrauen
ist auch der Grund für Hass. Je offener und
mutiger wir einer neuen Situation begegnen
können, umso gelassener können wir mit unbekannten Situationen umgehen. Die ständige
Angst benachteiligt zu werden zeugt davon,
dass man selbst nicht glaubt, der Situation ge-
wachsen zu sein.

**Anhaftung** - Abhinivesha

Abhinivesha ist die Urangst vor dem Tod und
die Verdrängung der Tatsache, dass sich das
Leben stetig wandelt. Diese Angst ist uns allen
am tiefsten eingepflanzt und ist die existenzi-
elle Angst jeden Lebewesens. Aus dieser Angst
heraus entstehen die Sorgen und die diffuse
Angst vor dem Ungewissen, die uns an Be-
währtem festhalten lässt und uns nicht erlaubt
unser ganzes Potenzial auszuleben.

*„Mein Leben war voll von fürchterlichem Unglück,
das meistens gar nicht passiert ist."*
~ Michel de Montaigne

Sind diese Kräfte präsent, ist der Geist nicht
frei und neutrales Handeln ist nicht möglich. Man
wird sich durch diese Gedankenmuster unwohl
fühlen und letztlich darunter leiden. Wenn sie jedoch, durch die aufmerksame Beobachtung der
Gedanken und das Erkennen von Mustern,

anerkannt werden, ist es möglich darauf zu reagieren und sich in positiver Absicht damit zu befassen. Die Erforschung des Selbst durch Yoga eröffnet die Möglichkeit der Selbsterkenntnis. Das Mitgefühl für die eigene Person wächst und wir werden uns so akzeptieren, wie wir sind.

*„Durch die Übung des achtstufigen Pfades wird der Geist gereinigt und wir lernen zwischen Schein und Realität zu unterscheiden."*
(yoga-aṅga-anuṣṭhānād-aśuddhi-kṣaye-jñāna-dīptir-āviveka-khyāteḥ)

~ Patanjali, Yoga-Sutra 2.28

Als Resultat der Bemühungen diese Hindernisse zu erkennen und ihren Einfluss zu vermindern, werden wir Glück (Sukha) empfinden und ein offener, empfänglicher Geist ist das Ergebnis.

## INDISCHE PHILOSOPHIE

Jetzt wird es etwas kompliziert, daher nimm die folgenden Gedanken einfach als philosophische Anregung dein Weltbild zu erweitern.

Nach den Vorstellungen der vedischen Sāṃkhya Philosophie ist die ganze Welt aus zwei Prinzipien oder gegensätzlichen Polen, aufgebaut. Einfach gesagt, erklärt sie, dass alles mit allem verbunden ist und auseinander hervorgeht.

Das erste Prinzip, Prakṛti, ist die Urmaterie und der Ursprung allen Lebens. Prakṛti bildet das, was man benennen kann und ist die Grundlage von allem Materiellem und Dynamischem. Aus ihr besteht das ganze Universum. Da sie unendlich fein ist, ist sie nicht sichtbar. Sie ist die Urkraft, die Neues entstehen lässt und umfasst auch den Geist, die Gedanken, die Gefühle und das Ego. Prakṛti ist die Ursache für die permanente Veränderung, den Fluss des Lebens.

### GUNAS

Prakṛti werden drei Eigenschaften, die sogenannten Gunas, zugesprochen. Sie sind die drei Aspekte der Lebenskraft und bilden alle sichtbaren und unsichtbaren Eigenschaften oder Qualitäten dieser Welt.

In der menschlichen Natur beschreiben die Gunas die Gemütszustände und geistigen Qualitäten, also die mentale Konstitution des Menschen.

- **Sattva** - verkörpert das Prinzip der Reinheit, Ausgeglichenheit und Harmonie, heitere Stille

- **Rajas** - steht für Aktivität, aber auch Ruhelosigkeit und Unstetigkeit, wilde Leidenschaft

- **Tamas** - ist das Prinzip der Trägheit, Dunkelheit und Passivität, dumpfe Gleichgültigkeit

Am Anfang des Schöpfungszyklus standen Rajas, Tamas und Sattva in einem harmonischen Kräfteverhältnis, welches dann aber zunehmend ins Ungleichgewicht geriet. Die Folge daraus ist eine unendliche Zahl von Kombinationen dieser Kräfte. Um glücklich zu sein, sollte Sattva als Harmonie- und Reinheitsprinzip überwiegen. Yoga strebt den sattvischen und ausgeglichenen Geist an, der die Einheit und Harmonie von allem anerkennt. Wir tendieren jedoch dazu, zu ruhelos und gestresst (rajasisch) oder zu lethargisch und bequem (tamasisch) zu sein.

Durch eine aufmerksame und disziplinierte innere Haltung, auf der Yogamatte und im Leben, arbeiten Yogis daran alle Aspekte ins Gleichgewicht zu bringen um mehr Ausgeglichenheit (Sattva) im Leben zu etablieren. Bewusstes denken, handeln und eine achtsame Yogapraxis lassen die Gegenwart bewusst erleben. In der Gegenwart ist sowohl die unauslöschliche Vergangenheit, als auch die Zukunft als Keim bereits enthalten. Nur in der Gegenwart hat man die Möglichkeit die Kräfte, die dem Geist und auch dem Handeln zugrunde liegen, in die richtige Richtung zu lenken.

Und hier kommt jetzt das zweite Prinzip, Purusha, auch Chit genannt, ins Spiel. Purusha wird beschrieben als „das, was sieht", die universelle Intelligenz, das reine, erkennende Bewusstsein. Es ist unser tiefstes, unveränderbares, inneres Licht und unsterbliches Selbst, die Seele. Das innere Selbstverständnis das nicht altert und durch alle Lebenssituationen unberührt bleibt. Das Gefühl für dein wahres Ich, dass sich so gut am Ende der Yogastunde wahrnehmen lässt.

Das Ego hingegen hat sich aus der Summe deiner Erfahrungen, Gedanken, Gefühle und Meinungen gebildet. Es schließt die Erwartungen anderer, bewusste und unbewusste Entscheidungen ein. Das Ego betrachtet die Welt durch deine Glaubenssätze.

Wenn Purusha wahrgenommen und reflektiert wird, zeigt es sich als Chitta. Das meinende, und denkende Bewusstsein. Der Geist.

Das Wechselspiel der Energien Purusha und Prakriti sorgt für das Ungleichgewicht der Gunas. Im Zusammenspiel mit dem Ego führt das zu unausgeglichenen geistigen Aktivitäten, auf die wir meistens eigentlich gerne verzichten möchten. Es sorgt für widersprüchliche Gedanken, die uns zu schaffen machen können. Die zweifelnde Stimme im Kopf die flüstert „Du kannst das nicht!" und die andere Stimme in uns, die sagt „Du schaffst das! Los mach!". Oder dieser innere Nörgler, der alles unablässig bewertet und kommentiert.

Purusha lässt uns letztlich unterscheiden zwischen der Stimme des Herzens und der Stimme der Vernunft.

*„Sat – Chit – Ananda"*
(Sein – Bewusstsein – Glückseligkeit)

## Morgenseiten

Direkt nach dem Aufstehen, ohne vorherige Ablenkung:

- Schreibe handschriftlich (!) alles auf, was in deinen Gedanken auftaucht.
- Ohne Wertung, ohne Korrektur.
- Schreibe ein DIN A 4 Blatt, Vorder- und Rück-
  seite, voll, bis der Kopf leer ist.
- Es muss nicht schön, fehlerfrei oder geordnet
  sein.
- Lese es nicht nochmal und zeige es niemand anderem.

Sieh es als Reinigungsprozess der die Gedanken
klärt und alles frei lässt.

*" Wenn du jemandem begegnest, denke daran, dass es eine heilige Begegnung ist. So wie du ihn siehst, wirst du dich selbst sehen. Wie du ihn behandelst, wirst du dich selbst behandeln. Wie du von ihm denkst, wirst du von dir denken. Vergiss das nie, denn in ihm findest oder verlierst du dich selbst."*

*Shucman*

*"Die Energie, das Wissen und die Willenskraft, die uns Yoga schenkt, sollten in den Dienst anderer gestellt werden."*

*Sivadasdananda*

## „Me, myself and I" – Soziale Beziehungen

Innige soziale Beziehungen sind ein wesentlicher Faktor für die Empfindung von Glück. Eingebunden zu sein in verständnisvolle und wohlwollende soziale Strukturen, intakte familiäre Bande, gute Freunde und auch eine angenehme Nachbarschaft, helfen uns schwierige Lebenssituationen zu meistern. Um soziale Beziehungen aufzubauen, sind Faktoren wie Teamfähigkeit und Fairness, Besonnenheit, Empathie und die Fähigkeit zur Selbstregulation erforderlich. Soziale Kompetenz macht es erst möglich, Teil eines Teams zu sein. Einen Mitmenschen wohlwollend zu unterstützen und ihm etwas Gutes zu tun, bedeutet sowohl für den Nehmenden als auch für den Gebenden einen Gewinn. Etwas Gutes tun und helfen zu können, stiftet Sinn im Leben und macht glücklich.

*„Durch die Kultivierung von Mitgefühl und Empathie, Hilfsbereitschaft, Ermutigung und Vergebung für andere Menschen, aus einer inneren Überzeugung heraus, egal ob sich diese in einer glücklichen oder leidvollen Situation befinden, egal ob sie im Recht oder im Unrecht sind, wird das eigene fühlen und denken klar werden."*
(maitrī karuṇā mudito-pekṣāṇāṁ-sukha-duḥkha-puṇya-a-puṇya-viṣayāṇāṁ bhāvanātaḥ citta-prasādanam)
~ Patanjali, Yoga-Sutra 1.33

Die Langzeitstudie von Carla Perissinotto an der Universität von Kalifornien in San Francisco über die Einsamkeit bei älteren Menschen, bestätigt, dass Gemeinschaft die Gesundheit eindeutig fördert.

*„Die Teilnehmer der Studie wurden auch danach befragt, ob sie sich „überflüssig fühlen", „isoliert sind" oder ihnen die „Gemeinschaft anderer Menschen" fehlt. Insgesamt 43,2 Prozent der Befragten bejahten mindestens eine dieser Fragen. Sie wurden als „einsam" kategorisiert. Dies bedeutete übrigens keineswegs, dass sie auch allein lebten und keine sozialen Kontakte hatten. Zwei Drittel der sich manchmal oder häufiger einsam fühlenden Menschen waren verheiratet. Es handelte sich eher um eine subjektive Einschätzung – die aber mit objektivierbaren Folgen für die Gesundheit verbunden war."*

Die Ergebnisse der Studie gehen sogar soweit, dass Menschen, die sich einsam fühlen und allein leben, eher sterben.

## HARMONISCHES MITEINANDER

Nicht umsonst beginnt der achtstufige Pfad mit den Empfehlungen für ein harmonisches Miteinander. Die Yamas sind eine Art Verhaltenskodex, der das Zusammenleben mit anderen Menschen leichter und angenehmer machen soll.

*„Gewaltlosigkeit, Authentizität, Begierdelosigkeit, im Bewusstsein eines höheren Ideals zu handeln und Integrität sind die Basis für ein harmonisches Miteinander."*

(ahiṁsā-satya-asteya-brahmacarya-aparigrahāḥ-yamāḥ)

~ Patanjali, Yoga-Sutra 2.30

Es sind konkrete Empfehlungen, wie wir uns Anderen gegenüber verhalten sollten, um gute Beziehungen zu entwickeln und ein angenehmer Mitmensch zu sein.

**Ahimsa**, die Gewaltlosigkeit in Taten und der Kommunikation ist in der Regel durch eine humanistische oder religiöse Erziehung bekannt.
Gewaltfreiheit ist die Grundlage für respektvolle Beziehungen. Nicht immer ist sie uns aber in der tiefen Definition bewusst, wie der Yoga sie lehrt, denn auch in der Kommunikation und in Gedanken soll man ohne Aggression sein. Das gilt für den Umgang mit anderen, aber auch uns selbst gegenüber. Meist ist man sich selbst der größte Kritiker und wie oft schaden wir uns wider besseres Wissen selbst? Durch ungesundes Essen, Tabak, Alkohol oder andere Drogen, die den Körper schwächen und zu Krankheiten führen. Ahimsa bedeutet mitfühlend und freundlich gegenüber allen anderen Lebewesen. Die verachtende Massentierhaltung ist mit Ahimsa nicht vereinbar.

**Satya**, die Wahrhaftigkeit, fordert uns auf ehrlich, authentisch und aufrichtig zu sein. Schon als Kind lernt man, dass Lügen meistens nur zu weiteren Problemen führen. Eine Lüge führt zur nächsten und die Spirale wird am Ende doch aufgedeckt. Ein Stress kann man sich durch Aufrichtigkeit sparen kann. Taten und Handlungen sollten den wahren Absichten und Gedanken entsprechen und nicht etwas anderes vortäuschen.

**Asteya**, die Begierdelosigkeit oder das Nichtstehlen, erinnert uns daran, nur das zu nehmen, das uns zusteht. Dabei lassen sich nicht nur Materielles, sondern auch Gedanken und Ideen stehlen. Der Kollege, der die Lösung als seine eigene ausgibt, obwohl man sie gemeinsam erarbeitet hat. Der Neid auf den Erfolg oder das persönliche Glück des anderen, das Fremdgehen, um eigene Bedürfnisse zu erfüllen, all das sind Begierden. Asteya bedeutet sich von jeglicher Gier zu befreien und dadurch Freiheit im Handeln und denken zu finden. Das Ziel ist die Auflösung des Habenwollens und die Wunschlosigkeit: Wunschlos glücklich sein.

**Brahmacharya** empfiehlt uns im Bewusstsein eines höheren Ideals zu handeln. Man mag es Brahma, Gott, Allseele oder auch das Universum nennen. In den großen Religionen geht ein auf Gott gerichtetes Leben oft mit sexueller Entsagung und Askese einher, um Denken und Handeln ganz dem Göttlichen widmen zu können. Durch die Kontrolle der sexuellen Energie soll diese Kraft verfeinert und in spirituelle Energie umgewandelt werden.

**Aparigraha,** das Nicht-Festhalten-Wollen oder auch Unbestechlichkeit**,** fordert uns auf unseren Besitz auf das Nötige zu beschränken, nicht zu horten und anspruchslos zu sein. Die innere Bindung an Geld und Besitz sollte aufgelöst werden um den Gefühlen von Neid und Missgunst keine Basis zu geben. Hilfsbereitschaft und teilen was man hat, helfen in einer Gemeinschaft gut zusammenzuleben.

*„Nur wer nichts begehrt und nichts festhält, erkennt den Sinn seines Lebens."*
(aparigrahasthairye janmakathaṃtā saṃbodhaḥ)
~ Patanjali, Yoga-Sutra 2.39

Manchmal jedoch ist man trotzdem unsicher, ob das eigene Verhalten richtig ist. In diesem Fall empfiehlt Patanjali die Kultivierung von Verständnis und Mitgefühl.

*„Wenn du unsicher bist in der Umsetzung der Yamas und Niyamas, nimm die Position deines Gegenübers ein. Versetze dich in seine Lage."*
(vitarka-bādhane pratiprakṣa-bhāvanam)
~ Patanjali, Yoga-Sutra 2.33

*„Sich in seine Lage zu versetzen, hinterfragt die eigenen Beweggründe. Gedanken der Gewalt führen zu endlosem Leid und Unwissenheit.*

*Dabei ist es egal, ob du der Täter, Auftraggeber oder Anstifter bist, ob Gier, Ärger oder Verblendung der Beweggrund sind, oder ob die Handlung klein, mittelmäßig oder übermäßig ist. "*

(vitarkā hiṁsādayaḥ kṛta-kārita-anumoditā lobha-krodha-moha-āpūrvakā mṛdu-madhya adhimātrā duḥkha-ajñāna-ananta-phalā iti pratiprakṣa-bhāvanam)

~ Patanjali, Yoga-Sutra 2.34

## GEMEINSCHAFT

Kula ist ein Sanskrit Begriff, der aus dem Tantrismus kommt und bedeutet Gemeinschaft, aber auch Familie und Heim. Das Konzept der Kula stammt von dem Wort Kula Siddhi und der Idee, dass die gesamte Vielfalt der Schöpfung miteinander verbunden ist und in Beziehung steht. Kula Siddhi erklärt auch die Art und Weise, wie das Universum wächst und sich ausdehnt.

*„Die Kula als Gemeinschaft oder als eine Gruppe von Menschen mit ähnlichen Herzenswünschen ist ein Weg, auf dem wir alle gemeinsam wachsen können. Wir kommen auf die Yogamatte, weil wir ähnliche Interessen und Einstellungen haben. Kula ist immer freiwillig und respektiert Vielfalt. Je größer die Vielfalt in einem System ist, umso gesünder ist die Gemeinschaft. Kula als Gemeinschaft hilft uns, als Individuen zu wachsen und sich gegenseitig zu unterstützen. Kula bietet uns einen Weg an, uns an unsere eigene Größe und Schönheit zu erinnern. Wenn uns Selbstzweifel erfassen, erinnert uns die Kula an unsere*

*Einzigartigkeit. Sie hilft uns, uns wieder auszurichten, wenn wir unsere Mitte verloren haben. Echte Freunde lassen uns wissen, wenn wir und unsere Taten aus der Balance sind und wir andere oder uns selbst verletzen können. (...) Das ist Yoga, ausgewogene Maßnahmen in jedem Bereich des Lebens."*

~ Tracy Crooks

Wenn Du Glück hast, gibt es in deinem Yogastudio oder in deiner Stadt Yogalehrer die es verstehen ein Gemeinschaftsgefühl und somit eine Kula entstehen zu lassen. Im einfachsten Sinne sind es die Teilnehmer, die sich regelmäßig zu einem Kurs zusammenfinden, sich als gegenseitig stützende Gemeinschaft empfinden und mit Offenheit neue Teilnehmer integrieren. Partnerübungen im Unterricht können fördernd für Aufgeschlossenheit und Hilfsbereitschaft sein. Durch gegenseitige Hilfestellung werden Mitgefühl, Akzeptanz und der Gemeinschaftssinn gestärkt. Der Kontakt mit gleich gesinnten Menschen kann den persönlichen Weg bestärken und bestärkt die Kula. Wie schön, wenn man sich bei jedem Besuch im Yogastudio auf die Menschen freuen kann, die einen im persönlichen Wachstum unterstützen.

Hiermit erklärt sich auch eine Frage vom Anfang, die bis hierher offengeblieben ist: „Warum hören so viele Menschen problemlos mit dem

Rauchen auf, wenn sie mit Yoga begonnen haben?".

Der Hirnforscher Hans-Georg Häusel hat drei Motivstrukturen definiert, die unser Handeln motivieren

- Sicherheit, die Suche nach Harmonie und Stabilität im Leben
- Stimulanz, der Wunsch zu lernen und zu wachsen
- Dominanz, der Wunsch Einfluss zu nehmen

Eine Sucht ist letztlich das Bedürfnis eines oder mehrere dieser Motive zu erfüllen und der Versuch diesen Mangel zu kompensieren. Die Forschung hat bestätigt, dass ein starkes und lebendiges Umfeld mit Menschen die wohlwollend und inspirierend sind, die uns anerkennen und die gleichen Träume und Ziele bejahen, Sicherheit geben. Sobald wir uns in einem solchen Umfeld befinden, sind die vorgenannten Motive erfüllt und eine Kompensation durch Suchtmittel ist nicht mehr erforderlich. Eine starke Yoga Kula kann die Motive Sicherheit, Stimulanz und Eigenermächtigung erfüllen.

## INNERE FREIHEIT

Bei allem nicht zu vergessen ist, dass die Grundlage für nährende und gute Beziehungen zu anderen, die gute Beziehung zu sich selbst ist. Wer seine Unfähigkeit sich selbst zu ertragen, damit kaschiert sich ständig abzulenken und in

Freizeitaktionismus zu verfallen, wird langfristig nicht glücklich sein. Zum Glücksempfinden gehört auch die Fähigkeit, Zeit mit sich alleine verbringen zu können. Oft sind der Alltag und die Wochenenden, ja sogar der Urlaub, so verplant und gefüllt mit vermeintlich wichtigen Tätigkeiten, dass es gar keine Gelegenheit gibt sich selbst zu begegnen. Mit sich selbst in Frieden alleine sein zu können heißt, frei und unabhängig von der Gesellschaft und den Erwartungen anderer Menschen zu sein.

Aber es erfordert natürlich auch Mut den eigenen Unzulänglichkeiten ins Auge zu sehen. Wer einmal bewusst wahrgenommen hat, wie man sich selbst so richtig auf die Nerven gehen kann, weil man z. B. gerade unentschlossen ist und niemand anders als Schuldiger in Frage kommt, erkennt die eigene Unvollkommenheit. Man entwickelt größeres Verständnis für sich selbst, aber auch für die Fehler und Schwächen der Menschen um sich herum. Die Meditation bietet Zeit und Raum um die Gedanken zur Ruhe zu bringen und dem eigenen Ich zu begegnen. Hervorragend geeignet ist auch eine Reise, die man alleine unternimmt.

### VERGEBUNG

Eine weitere Voraussetzung um dem Glück einen Nährboden zu geben ist die Fähigkeit zu vergeben. Nicht zu verwechseln mit dem Verzeihen. Vergeben bedeutet ruhen lassen, loslassen und sich selbst befreien. Vergebung macht glücklich, weil die negative Grundhaltung bewusst verlassen wird und eine aktive Entscheidung für das Positive gewählt wird.

Verzeihen bedeutet sich selbst in einer höheren Position zu sehen und den anderen gnadenvoll aus seiner Schuld zu entlassen.

Das Verständnis der eigenen Handlungsmuster bietet die Möglichkeit das eigene Leben zu verändern und in eine andere, positive Richtung zu lenken. An einer vergangenen Verletzung festzuhalten, den Gedanken immer wieder zu erlauben das schmerzhafte Erlebnis zu kommentieren, bedeutet am Leid festzuhalten. Eine unendliche, imaginäre Diskussion, in der man immer das letzte Wort hat, wird die Wut auf denjenigen, der uns das angetan hat immer mehr anfachen.

Letztlich geht es darum zu verstehen, dass wir uns selbst entlasten, wenn wir vergeben. Vergangenes akzeptieren wie es ist und Frieden damit schließen, gibt Freiheit im Handeln in der Gegenwart. Wir befreien uns von negativen Gedanken und Sorgen, die uns immer wieder Energie rauben und schaffen Raum für positive Erfahrungen.

*„Am Zorn festzuhalten ist, als würde man Gift trinken und erwarten, dass die andere Person daran stirbt."*

~ Buddha

# Liebende Güte Meditation

Diese Übung, stärkt die Fähigkeit zu Güte und Freundlichkeit. Sie lehrt sich selbst und anderen eine freundliche, wohlwollende und nachsichtige Haltung zu etablieren.

Wenn es Dir schwer fällt die Wünsche für Dich selbst zu sprechen und zu fühlen, dann beginne damit anderen Menschen etwas Gutes zu wünschen und nimm dich erst danach mit in diesen Kreis auf.

In deiner Meditationshaltung rezitiere folgende Affirmation jeweils 3-mal in Gedanken.

Erst dann gehe zur nächsten Gruppe:

## Möge ich ....
- gut geschützt sein durch die Kraft der Natur.
- körperlich gesund sein
- seelisch gesund sein.
- gesund und glücklich sein.

Möge ich gesund und glücklich sein

**Mögen mein Vater und meine Mutter, meine Schwestern und Brüder, meine Söhne und Töchter und andere Verwandte ...**

- gut geschützt sein durch die Kraft der Natur.
- körperlich gesund sein
- seelisch gesund sein.
- gesund und glücklich sein.

Mögen sie gesund und glücklich sein.


**Mögen meine spirituellen und anderen Freunde...**

- gut geschützt sein durch die Kraft der Natur.
- körperlich gesund sein
- seelisch gesund sein.
- gesund und glücklich sein.

Mögen sie gesund und glücklich sein.


**Mögen meine Feinde ...**

- gut geschützt sein durch die Kraft der Natur.
- körperlich gesund sein
- seelisch gesund sein.
- gesund und glücklich sein.

Mögen sie gesund und glücklich sein.

## Mögen alle Menschen und Tiere ...

- gut geschützt sein durch die Kraft der Natur.
- körperlich gesund sein
- seelisch gesund sein.
- gesund und glücklich sein.

Mögen sie gesund und glücklich sein.


## Mögen alle Lebewesen ...

- gut geschützt sein durch die Kraft der Natur.
- körperlich gesund sein
- seelisch gesund sein.
- gesund und glücklich sein.

Mögen sie gesund und glücklich sein.


Zum Schluss dreimal:


### Mögen wir gesund und glücklich sein.

„Der Überfluss lässt eine unersättliche Völlerei entstehen und entwickelt sich zu einer Armut, die nie ein Ende hat. Spiritualität ermöglicht einen Lebensstil, der bestimmte Grenzen festlegt."

*Cornelis Verhoeven*

„When you inhale, you are taking the strength from God. When you exhale, it represents the service you are giving to the world. "

*B.K.S. Iyengar*

## "Ist da wer?" oder der Gruß aus dem Universum – Glauben und Spiritualität

In den modernen, westlichen Überflussgesellschaften ist eine starke Nachfrage nach Hatha Yoga zu verzeichnen. Das hängt zunächst mit dem immer schneller werdenden Lebensrhythmus und der damit einhergehenden Suche nach Ausgleich, Entspannung und Gesundheit zusammen. Außerdem eröffnet erst ein gewisser materieller Wohlstand die Möglichkeit, sich mit der Suche nach dem Sinn des Lebens zu beschäftigen. Wenn durch einen hohen Lebensstandard das tägliche Überleben gesichert ist und die menschlichen Grundbedürfnisse nicht jeden Tag neu erkämpft werden müssen, entsteht Raum um über den Sinn des Lebens nachdenken zu können.

Mittlerweile sind die Wahlmöglichkeiten für den Beruf, die Beziehung, den Wohnort usw. so vielfältig, dass man das eigene Leben sehr detailliert planen und gestalten kann. Aber wohin soll es gehen? Was ist der Sinn des eigenen Lebens? Welche Talente und Fähigkeiten habe ich? Und spätestens, wenn Rückschläge und Misserfolge, Krankheit und Tod hinzukommen, kommt die Frage auf, wer im eigenen Schicksal noch mitspielt: „Gibt es eine höhere Macht, die mein Leben beeinflusst?"

Dies ist die spirituelle Suche, die suchende Seele, die befähigt den göttlichen Plan zu verstehen.

Die Mitgliederzahlen der konfessionellen Kirchen sinken zwar stetig, das bedeutet jedoch nicht, dass die Menschen nicht gläubig oder nicht auf der spirituellen Sinnsuche sind.

Nun ist Yoga keine Religion und will auch niemanden zu etwas bekehren. Dennoch gibt es zwischen den Definitionen des Wortursprungs „Religion" und der Hingabe an das Göttliche, wie sie mit dem Niyama „Ishvara Pranidhana" gemeint ist, Parallelen.

Der Begriff Religion kann auf zwei Wortstämme zurückgeführt werden. Einerseits auf „relegere", dies bedeutet die Beachtung überlieferter Regeln, sowie andererseits auf „religare", was die Rückbindung des Menschen an einen göttlichen Urgrund bedeutet. Letzteres ist die Frage oder Suche nach der Bedeutung des Lebens, dem Sinn der eigenen Existenz und der Erkenntnis, dass man als Individuum ein wichtiger Teil von etwas Größerem ist.

*„Der Bedeutung kommt man am nächsten, wenn man beide Wurzeln in eine moderne, überkonfessionelle Definition einbezieht. Diese könnte lauten: „Orientierung im Dasein durch soziale Gebundenheit in Reflexion von Geist und Gefühl".*

~ Erich Satter

Die Ergebnisse der Positiven Psychologie bestätigen, dass das Praktizieren einer Religion hilft, angstfreier durch das Leben zu gehen. Sie kann in schwierigen Lebenssituationen Trost spenden und durch die damit einhergehenden sozialen Kontakte ein Gemeinschaftsgefühl schenken.

Der jeweilige Weg bleibt im Yoga jedoch jedem selbst überlassen. Ishvara (Gott) hat demnach keine Form, sondern drückt sich in allen Erscheinungen aus. Yoga bietet durch die nicht benannte und freie Interpretation einer höheren Macht, eine überkonfessionelle Plattform um ein spirituelles Leben zu führen. Wie er diese höhere Macht nennt oder definiert, muss jeder Mensch für sich beantworten.

## SPIRITUALITÄT

Dr. Arndt Büssing, Professor an der Fakultät für Lebensqualität, Spiritualität und Coping an der Universität Witten/Herdecke erklärt Spiritualität so:

*„Mit dem Begriff Spiritualität wird eine nach Sinn und Bedeutung suchende Lebenseinstellung bezeichnet, bei der sich die suchende Person ihres göttlichen Ursprungs bewusst ist [...] (z. B. Gott, Allah, JHW, Tao, Brahman, Prajna, All-Eines u. a.) und eine Verbundenheit mit anderen, mit der Natur, mit dem Göttlichen usw. spürt. Aus diesem Bewusstsein heraus bemüht er/sie sich um die konkrete Verwirklichung der Lehren, Erfahrungen oder Einsichten im Sinne einer individuell gelebten Spiritualität, die durchaus auch nicht-konfessionell sein kann. Dies hat unmittelbare*

*Auswirkungen auf die Lebensführung und die ethischen Vorstellungen."*

Und der niederländische Autor Francois de Waal sagt: *„Spiritualität ist die Entscheidung, sich selbst rational und vernünftig zu verhalten."*

## HINGABE

Wir alle erkennen irgendwann, dass nicht alles im Leben in unserem Einfluss liegt. Unsere Pläne und Lebensentwürfe gehen leider nicht immer exakt nach den eigenen Vorstellungen in Erfüllung. Wenn es in unserem Einflussbereich liegt, sollten wir es ändern, sobald es uns unglücklich macht. Wenn man es jedoch in diesem Moment nicht ändern kann, so sollte man es akzeptieren und das Positive darin finden.

Patanjali empfiehlt uns, die persönlichen Grenzen anzuerkennen und ein grundsätzliches Vertrauen in das Leben und den Sinn des Lebens zu entwickeln. Der Gedanke mit etwas Größerem verbunden zu sein, das außerhalb unserer Person existiert, kann erleichtern und die Bürde des Lebens manchmal ein wenig einfacher machen. Eine Position einzunehmen aus der wir über uns hinausblicken, führt zu einer Haltung von Demut und Dankbarkeit dem Leben gegenüber. Der Glaube an eine höhere Macht erlaubt es, Sinn zu sehen und Vertrauen zu entwickeln. Vertrauen in das Leben ermöglicht es, auch ungewollte Veränderungen im Leben zu akzeptieren und Wege zu finden aus der Situation zu lernen und daran zu wachsen.

Die Einsicht Teil von etwas Größerem zu sein, bedeutet jedoch auch Verantwortung. Wir sind aufgefordert täglich über unser Handeln gegenüber Mitmenschen, Tieren und der Umwelt zu reflektieren und ein bewusstes, rücksichtsvolles Leben zu führen. Es geht darum zu erkennen, dass sowohl wir selbst, als auch jedes andere Lebewesen göttlich ist und Liebe und Mitgefühl für alle Geschöpfe zu entwickeln. Eine Deutung für Ishvara Pranidhana lautet: „Die Früchte seiner Taten dem Göttlichen opfern."

### RITUALE

Im Yogaunterricht machen wir die Verehrung des Göttlichen auch durch den Gruß Namasté deutlich:

*"Ich verbeuge mich vor dem Ort in Dir, an dem der ganze Kosmos wohnt. Ich verbeuge mich vor dem Ort der Liebe, des Lichtes, des Friedens, der Wahrheit und der Weisheit in Dir. Ich verbeuge mich vor dem Ort, wo, wenn du an diesem Ort bist und ich an diesem Ort in mir bin, es nur das Eine von uns gibt."*

~ Mahatma Ghandi

Er ist Ausdruck des Bemühens in dem Menschen der uns gegenüber steht, das gleiche göttliche Licht wie in uns selbst zu erkennen.

Kerzen, Blumen und Räucherstäbchen im Studio erzeugen eine angenehme Atmosphäre und drücken gleichzeitig auch die Dankbarkeit und die Liebe für die Fülle des Lebens aus.

Das Singen von Mantren beruhigt zunächst ganz physisch den Geist und schafft ein Gemeinschaftserlebnis, d.h. die Stimme und der Resonanzraum des Körpers werden in die Selbsterfahrung einbezogen.

Mantren sind auch ein Instrument um den Geist vor negativen Gedanken zu schützen und ihn in eine meditative Ausrichtung mit positivem Inhalt zu bringen. Eine Affirmation die positive Energien freisetzt. Das bekannte Mantra OM/AUM wird unter anderem im Hinduismus und Buddhismus als Symbol des Urklangs verehrt. Es versinnbildlicht die Entstehung des Universums und die Gegenwart des Göttlichen.

## Mantra

Einatmend denke oder spreche:
"I am here" oder "Ich bin hier"

Ausatmend denke oder spreche:
"My mind is with me" oder
"Mein Geist ist bei mir"

So bleibt der Geist leicht beschäftigt und kommt in der Meditation immer mehr zur Ruhe.

*"Nichts ist außer Reichweite. Das Versprechen des Lebens ist, dass es dir genau das gibt, was du denkst und glaubst erhalten zu können. Stecke deine Ziele hoch."*

*Jackson Kiddard*

*"Es gibt zwei grundlegende Entscheidungen im Leben: Die Bedingungen so zu akzeptieren wie sie sind oder die Verantwortung zu übernehmen und sie zu verändern."*

*Denis Waitley*

## „Kick ass" – Selbstwirksamkeit

Mit Selbstwirksamkeit bezeichnet man das Bewusstsein für die eigenen Fähigkeiten. Selbstvertrauen zu haben, zukünftige Ziele und Herausforderungen erfolgreich meistern zu können. Man könnte das erreichte auch Erfolg nennen, aber Selbstwirksamkeit geht noch über diese Definition hinaus.

Die persönliche Innenwelt, also Gedanken und Gefühle, werden durch Sprache und Handlung für unsere Mitmenschen nachvollziehbar. Jemandem seine Liebe zu gestehen, mit Enthusiasmus ein berufliches Projekt erfolgreich abzuschließen oder einer anderen Person helfen zu können, macht glücklich, weil es das Ergebnis des eigenen Potenzials ist. Man übernimmt die Verantwortung für das eigene Leben und dieses Bewusstsein, aktiv am Leben mitwirken zu können, erschafft Sicherheit.

Das Konzept der Selbstwirksamkeitserwartung wurde von dem Psychologen Albert Bandura in den 1970er Jahren entwickelt. Es geht davon aus, dass man als Individuum (unabhängig von anderen Personen, Zufällen oder unkalkulierbaren Umständen) gezielt Einfluss auf das eigene Leben nehmen kann. Man ist sich also der eigenen Leistungsmöglichkeit bewusst. Selbstwirksamkeit wächst durch jede Handlung, die zum Erfolg führt. Auch das gute Bespiel anderer, die eine ähnliche Aufgabe bereits bewältigt haben, kann motivierend für die Umsetzung eigener Ideen sein. Nach dem Motto: „Was der kann, kann ich auch."

In dem man Stress reduziert erhöht man die Selbstwirksamkeit. Wenn die größte Anspannung das Herzklopfen und das Zittern wegfallen, dann ist die Aufgabe gleich viel leichter zu bewältigen und führt sicherer zum Erfolg.

Selbstwirksamkeit bedeutet jedoch auch, die eigene Komfortzone für neue Erfahrungen und geistiges Wachstum verlassen zu müssen. Die Akzeptanz der beständigen Veränderung ist eine Voraussetzung für Wachstum. Das Leben ist ein stetiger Fluss und die Welt verändert sich unablässig. So wie die Jahreszeiten und das Wetter sich ändern, so ändert sich der Zeitgeist, die Mode, Beziehungen und nicht zuletzt das Alter. So passiert es, dass die Momente, die uns einen Moment im Glück schwelgen lassen, uns ebenso unglücklich machen können, wenn sie vergehen.

Lebenslanges Lernen und eine positive Grundhaltung sind die Voraussetzung, um mit sich ständig ändernden Lebensumständen klarzukommen. Anstatt festzuhalten an dem, was vorbei ist, gilt es mit zu fließen und mitzugestalten. Die Akzeptanz der Veränderung birgt die Möglichkeit den eigenen Horizont zu erweitern und über sich selbst hinaus zu wachsen. Jede Krise bietet die Chance sich neu zu orientieren und die eigenen Werte und Ziele zu überdenken.

Das Wissen um die Wirksamkeit der eigenen Kraft und das Vertrauen Unterstützung zu erhalten, sei es durch andere Menschen oder die universelle, alles vereinende Lebenskraft, lässt uns die Energie entwickeln ein Leben zu leben, das unserem Potenzial entspricht. Ein optimistischer Blick in die Zukunft, Dankbarkeit auch für die kleinen Dinge im Leben und Wertschätzung für das, was wir sind und haben, erhöht das Glücksgefühl. Eine optimistische Grundeinstellung und aktives Handeln führen mit großer Wahrscheinlichkeit zu einem erfüllteren und glücklicheren Leben, als der passive „Wunsch an´s Universum".

## FREIHEIT

In der Yogaphilosophie ist die Selbstverantwortung eine der Definitionen und Auffassungen von Freiheit. Moksha bedeutet Freiheit oder Befreiung und ist eines der großen Lebensziele. B.K.S. Iyengar definiert Moksha aber auch als die Freiheit in allen Situationen, die sich in unserem täglichen Leben ereignen, die Wahl zu haben und frei zu sein von inneren oder äußeren Zwängen und Erwartungen. Eine Gewohnheit zu ändern kostet oft sehr viel Kraft, aber jeder Tag bietet die Chance neu zu beginnen. Wir haben jederzeit die Wahl zu entscheiden, wie wir handeln und reagieren. Für eine gute Wahl muss man jedoch in der Lage sein, die eigenen Gedanken und Handlungsmuster zu erkennen. Ohne Selbstkritik ist es schwer objektiv und frei zu agieren.

## SELBSTBEOBACHTUNG

Die Selbstbeobachtung, Svadhyaya, spielt dabei eine große Rolle. Zunächst einmal muss man in der Lage sein, die eigenen Bedürfnisse und Wünsche wahrzunehmen. Wenn man das Ziel kennt, kann man den Weg planen und umsetzen. Was läuft im eigenen Leben richtig oder falsch und welche Gedanken oder Handlungsweisen sollten möglicherweise geändert werden. Patanjali rät dazu, diese Selbsterkenntnisse zusätzlich durch das Studium „alter Schriften" (spirituelle, philosophische oder religiöse Schriften), kritisch auf ihre Richtigkeit überprüfen.

*„Wer sich fortwährend bemüht das Leben zu verstehen, wird auch die eigene Aufgabe im Leben verstehen."*

(svādhyāyād-iṣṭa-devatā saṁprayogaḥ)

~ Patanjali, Yoga-Sutra 2.44

## HANDLUNGSMUSTER

In der indischen Philosophie steht der Begriff Samskara (kara: handeln, sams: vollständig) für wiederkehrende Handlungsmuster, Gefühle oder Gedanken. Wir erlernen sie in der Kindheit, nehmen sie durch Erfahrungen die wir im Lauf des Lebens machen an und entwickeln Vorlieben und Abneigungen. Samskara kann sowohl positiv, als auch negativ sein. Es ist die Summe aller Handlungen, die uns in eine bestimmte Richtung festlegt.

Der Psychiater C.G. Jung hat sie als „Schatten" beschrieben. Sie beschreiben die versteckte Seite der menschlichen Psyche. Innere Anteile die bewusst oder unbewusst von uns abgespalten, unterdrückt oder abgelehnt wurden. Sie sind positive oder negative Anteile unserer Persönlichkeit, die wir aus Angst nicht zeigen wollen.

Die bereits im Kapitel Selbstakzeptanz erwähnten Klesas, die Hindernisse, die von einem glücklichen Leben abhalten (Nichtwissen, Egoismus, Gier, Ablehnung und verhaftet sein), lösen die negativen Handlungsmuster aus. Sie sind der Grund für eine eingeschränkte Handlungsfreiheit.

Zunächst geht es darum die erlernten Mechanismen, die durch jahrelange Konditionierung verinnerlicht wurden und ganz automatisch ablaufen, zu erkennen. Erst nachdem man sich ihrer bewusst ist, eröffnen sich Wege die Weichen neu zu stellen und negative Handlungsmuster durch positive zu ersetzen. Die Erforschung der eigenen körperlichen Fähigkeiten in den Asanas, die Atemtechniken und die drei Stufen der Meditation, erschließen die Möglichkeit die Sinne zu verfeinern und sensibler im Umgang mit sich zu werden. Gleichzeitig gilt es diese Feinfühligkeit in den Alltag zu integrieren und automatisierte Handlungen und Reaktionen zu erkennen. In allen Situationen des Alltags achtsamer zu handeln, führt zu mehr Verständnis und macht uns und anderen das Leben angenehmer.

## KARMA

Das spirituelle Konzept von Karma, das Ursache-Wirkungsprinzip, setzt voraus, dass jede Handlung und jeder Gedanke eine Wirkung, sowohl im positiven, als auch im negativen Sinne hat. Jeder ist selbst der Schöpfer seines Karmas. Nach diesem Konzept gibt es keine richtende Macht, die uns straft oder begnadigt, sondern man ist allein verantwortlich für die eigenen Taten und den daraus folgenden Konsequenzen. Yoga lehrt, dass wir Teil des Ganzen sind und unsere Handlungen Auswirkung auf alles um uns herum haben. Der Sack Reis, der in China umfällt oder der Flügelschlag eines Schmetterlings kann demnach tatsächlich eine weltweite Reaktionskette in Gang setzen. Die Zeichen des Klimawandels veranschaulichen dieses Prinzip sehr deutlich.

## DISZIPLIN

Disziplin und Enthusiasmus, Tapas, sorgen dafür, dass der Körper kraftvoll und die Sinne aufmerksam und neugierig bleiben. Das innere Feuer soll brennen und nicht in Lethargie erlöschen.

*„Durch Selbstdisziplin und das Reduzieren von Unreinheiten entfalten sich der Körper und die Sinne zu Ihrer Vollkommenheit."*
(kāyendriya-siddhir-aśuddhi-kṣayāt tapasaḥ)

~ Patanjali, Yoga-Sutra 2.43

So soll auch die Yogapraxis diszipliniert ausgeführt werden. Denn wenn wir die eigene Trägheit und Prokrastination überwinden, sind wir in der Lage große Kräfte zu entwickelt um unser Lebensideal umzusetzen.

Dieses Leben schenkt dir jeden Tag neue ungeahnte Probleme oder nennen wir es besser Herausforderungen. Im Laufe des Lebens lernt man immer mehr zielgerichtet und problemorientiert zu handeln. Oftmals sind wir jedoch durch die täglichen Aufgaben so überwältigt, dass ein weiterer Blick für den Sinn unseres Lebens gar nicht mehr möglich ist und das Hamsterrad lässt sich nicht so leicht verlassen. Innehalten bietet die Möglichkeit wahrzunehmen und gegebenenfalls die Richtung zu ändern oder sogar auszusteigen. Tief im Inneren wissen wir, was unsere Lebensaufgabe ist. Sie gilt es freizulegen und zu erkennen.

Eine disziplinierte und regelmäßige Yogapraxis baut Willenskraft und Selbstvertrauen auf. Sie hilft dabei Kontakt zu uns selbst herzustellen, die eigene Lebendigkeit zu spüren und näher an den Kern des eigenen Ichs, an Purusha, heranzukommen. Hilfreich dabei ist ein geregelter Tagesablauf der Yoga integriert. Schon ein paar Sonnengrüße oder bewusste Atemzüge am Morgen können den Start in den Tag grundlegend verändern. Die Asana Praxis holt die Gedanken aus der Wiederholungsschleife, lässt den Geist zur Ruhe kommen, entspannt den Körper und gibt die

Möglichkeit „das System", wie bei einem Computer, mal runterzufahren und mit neuen Updates wieder hochzufahren.

Disziplin bedeutet insbesondere aber auch, sich regelmäßige Auszeiten zu nehmen und Pausen zu machen. Die Gedanken schweifen lassen, kreativ sein, nichts tun und dann mit neuer Kraft das Leben aufmerksam und selbstbestimmt leben.

*„...und dann muss man ja auch noch Zeit haben, einfach dazusitzen und vor sich hin zu schauen."*

~ Pipi Langstrumpf

## ACHTSAMKEIT

Yoga gibt uns sowohl körperlich, als auch mental immer wieder die Gelegenheit uns zu hinterfragen: Was fühle ich? Was denke ich? Ist es wahr, was ich denke?

Ich erinnere mich noch sehr gut an die Anleitung meiner Yogalehrerin „... und jetzt lege deinen rechten Oberschenkel auf deine rechte Schulter..." Während mein Verstand noch versuchte herauszufinden, was sie damit genau meinte und die innere Stimme bereits kommentierte "Was ist das jetzt für ein Unsinn, das kann ich nicht", legte ich meinen rechten Oberschenkel immerhin in die Nähe meiner rechten Schulter.

Die Yogapraxis ermöglicht persönliches Wachstum in einem Rahmen der keine Erwartungen und Forderungen hat. Die Gedanken werden gelassener und der Glaube an die eigenen Möglichkeiten wächst. Yoga hilft dir dich selbst und ebenso die positiven und dich unterstützenden Faktoren im Leben zu erkennen. Durch die regelmäßige Praxis lernen wir, dass wir uns sowohl körperlich als auch geistig verändern können und somit Einfluss auf unseren mentalen Zustand und die Gedanken haben. Körperlich fordernde Asanas lehren den inneren Widerstand zu überwinden. Durch regelmäßiges Üben, Willenskraft, Mut und Selbstvertrauen ist das Erleben von Wachstum über das eigene Vorstellungsvermögen hinaus möglich.

Jeder Lebensweg ist so individuell, dass man unbedingt den eigenen Weg finden sollte, unabhängig davon, was das Umfeld möglicherweise erwartet. Einen schönen Gedanken finde ich, dass jedes Individuum so wichtig und einzigartig ist in seinem Potenzial, dass es Teil dieser Schöpfung wurde. Um auf unserem Lebensweg Erfolg zu haben, sollten die vorhandene Gedanken- und Handlungsmuster immer wieder auf ihren Wahrheitsgehalt überprüft werden. Freundschaften, die nicht unterstützend sind, können infrage gestellt werden und vielleicht muss du Entscheidungen treffen, die nicht alle Personen in deinem Umfeld sofort verstehen.

Und das ist ein nicht zu unterschätzender Grund, um sich mit wohlwollenden Menschen mit gleichen oder ähnlichen Zielen zu umgeben. Je geringer der Widerstand des Umfelds, umso einfacher lässt sich das eigene Potenzial leben.

Je mehr wir uns also der eigenen Lebensaufgabe nähern, umso größer wird der Enthusiasmus mit dem wir unsere Aufgabe erfüllen werden. Indem wir unserem eigenen Herzen folgen, werden sich Verständnis, fruchtbare Beziehungen und Erfolg einstellen. Ein glückliches Leben ist das Resultat eines einvernehmlichen Lebens von Gefühlswelt, Fähigkeiten und Bedürfnissen.

## Lass deinen Zielen Taten folgen

Tue bewusst und kontinuierlich etwas für dein Ziel.

Nimm dir vor, täglich drei, vielleicht noch so kleine, Handlungen zu machen, die dich deinem Ziel näherbringen und die Idee manifestieren.

z.B. stell dir vor wie wunderbar es ist, wenn du es geschafft hast, sprich darüber, recherchiere, lese darüber, suche Bilder, finde Verbündete, finde Vorbilder die es bereits geschafft haben ...

Meide die Bedenkenträger!

*„Deshalb musst du lesen, deshalb musst du in den Himmel schauen, deshalb musst du singen, und tanzen, und Gedichte schreiben, und leiden, und verstehen, weil all das Leben ist. „*

*Krishnamurti*

*„Die beiden wichtigsten Tage deines Lebens sind der Tag, an dem du geboren wurdest und der Tag an dem du herausfindest, warum."*

*Mark Twain*

*„Die höchste Form des Glücks ist ein Leben mit einem gewissen Grad an Verrücktheit."*

*Erasmus von Rotterdam*

## „… and go for it" – Sinnhaftigkeit

Die Suche nach dem Sinn des Lebens und die Frage wie man glücklich wird, ist eine der Kernfragen der Philosophie. Schon die Philosophen der Klassik, wie Platon, Aristoteles und Sokrates haben uns ihre Definition des Glücks hinterlassen.

Viele Menschen sind unglücklich, weil sie in einem vermeintlich sicheren Beruf arbeiten, den sie aber als sinnlos empfinden und der ihnen keinen Spaß macht. Das Streben nach materiellem Wohlstand verspricht Ansehen und Sicherheit, bedeutet aber nicht unbedingt sorgloses Glück.

Glück entsteht erst, wenn man Sinn und Zweck im Leben erfährt. Es ist das Resultat lebensbejahender und sinnvoller Tätigkeiten. Sinn bedeutet als Mensch seine Talente bestmöglich zu nutzen, und das nicht nur aus egoistischen Motiven für sich selbst, sondern aus der Motivation heraus, durch die eigenen Handlungen einen Unterschied für die Gemeinschaft zu machen. Jeder Mensch hat wohl das Bedürfnis eine Spur der eigenen Existenz hinterlassen. Sich zu engagieren und anderen zu helfen, auch wenn es nur eine einzige Person betrifft, kann dem Leben Sinn und Wert geben. Jemandem uneigennützig ein unerwartetes Geschenk zu machen, macht dem Schenkenden mindestens so viel Spaß, wie dem Beschenkten.

Übrigens wird sowohl beim Genuss von Schokolade, als auch bei einer guten Tat, der Glücksbotenstoff Serotonin im Körper ausgeschüttet.

Statt sich selbst zu kasteien, kann man anderen eine Freude machen und schon regelt sich der Schokoladenkonsum ganz von selbst.

Auch das Streben auf die Rente ist ein Trugschluss. Nach der ersten Euphorie über die neu gewonnene Freizeit sind viele Menschen nach einiger Zeit unglücklich, weil sie keine sinnvolle Aufgabe mehr haben und sich nicht länger nützlich fühlen. Der Mensch möchte von Natur aus wachsen und das Gefühl haben sich weiter zu entwickeln, lernen und am Leben teilhaben zu können. Eine Beschäftigung oder eine Aufgabe, die Sinn und Spaß macht, uns brennen lässt vor Interesse, ist das was glücklich macht. Es ist also sinnvoll, im Leben eine erfüllende Tätigkeit zu finden, die den eigenen Talenten entspricht und die man mit Herzblut und Engagement auch im Alter gerne noch ausführen möchte.

*„Wer ein Warum zu leben hat,*
*erträgt fast jedes Wie."*

~ Friedrich Nietzsche

## DANKBARKEIT

Was aber ist der Sinn des eigenen Lebens? Das ist natürlich gar nicht so einfach zu beantworten. Zunächst sollte man eine Standortbestimmung machen. Eine Bestandsaufnahme dessen, was wir uns für unser Leben wünschen und dessen, was wir bisher erreicht haben. Einen realistischen Blick werfen auf das, was wir besser machen können und einen dankbaren Blick werfen auf das was wir im Leben bereits erreicht haben. Bewusst wahrnehmen, was wichtig und wertvoll ist und Dankbarkeit kultivieren für das, was im Leben Freude bereitet. Denn nur wenn man Dankbarkeit und Wertschätzung für das empfindet was das Leben einem schenkt, wird sich daraus ein Glücksgefühl einstellen.

Allzu oft strebt man nach Dingen, die man eigentlich gar nicht wirklich will. Man trifft Entscheidungen etwas zu tun, nur weil alle anderen es tun. Sicherer Job, Karriere, Familie, Haus sind natürlich legitim, aber vielleicht sagt das Herz etwas ganz anderes? Selbstständig eine wahnwitzige Geschäftsidee umsetzen, ein Kinderheim in Afrika bauen, mit Reisen sein Geld verdienen oder den Regenwald retten.
Darum triff deine Wahl weise, um dein einzigartiges Leben zu leben. Und diese Entscheidung kann jeden Tag und in jedem Alter neu getroffen werden. Mit Geduld erforsche dich Selbst. Selbstakzeptanz ist die Grundlage um einen individuellen Lebenssinn zu finden, der dann im Rahmen der persönlichen Möglichkeiten gelebt werden kann.

Der nächste Schritt ist die Festlegung eines Ziels, das hilft einen Weg dorthin zu finden, wo wir unser Potenzial sehen. Eine Koordinate, auf die man mit kleinen Schritten zusteuern kann. Vielleicht nicht auf kürzestem oder geradestem

Weg, jedoch immer mit dem Ziel vor Augen. Ein Navigationsgerät macht nichts anderes, als uns immer wieder in die richtige Richtung zu lenken, auch wenn wir zwischenzeitlich vom vorgeschlagenen Weg abweichen. Durch die Formulierung eines Ziels wird sich der Weg von selbst ebnen, weil Geist und Unterbewusstsein das Ziel erfasst haben. Bei passender Gelegenheit wird das Unterbewusstsein automatisch die Chance zur Verwirklichung des Ziels erkennen. Es werden Menschen und Umstände in unserem Leben auftauchen, die genau das was wir brauchen mitbringen, um den Plan in die Tat umzusetzen.

### WAHRHAFTIGKEIT

Mit der Wahrhaftigkeit (Satya) kommen die Aspekte Selbstwirksamkeit und Sinnhaftigkeit nun zusammen.
Durch stetes Bemühen die Wahrheit zu erkennen und sich von den Hindernissen auf dem Weg (Klesas) und den hinderlichen Handlungsmustern (Samskaras) freizumachen, wird der Sinn des eigenen Lebens deutlich.

Ein Leben ohne empfundenen Sinn kann im Extremfall mit Selbstmord enden. Von Viktor E. Frankl stammt die Aussage, dass der Suizid nicht einem eigentlichen Todeswunsch entspringt, sondern Ausdruck eines „So-nicht-mehr-Leben-Wollens" ist. Das Selbstbild der Person entspricht nicht der Realität. Der Mensch ist sich selbst entfremdet und sieht dadurch keinen Sinn in seinem Leben.

## INTEGRITÄT

Dem Leben Sinn zu geben, bedeutet die eigenen Werte zu leben und Freiheit im Geist zu entwickeln. Sich selbst treu zu sein setzt voraus, in Übereinstimmung mit den eigenen Werten, Maßstäben und Überzeugungen zu handeln. Man lässt sich nicht durch äußere Faktoren vom eigenen Weg abbringen. Eine integre Person wird von anderen Menschen als geradlinig und aufrichtig erlebt und geschätzt. Ein verlässlicher Mensch, ein Freund, dem man sich anvertrauen kann. Wer möchte das nicht sein?

# Die Fünf-Finger-Übung

Lass den Tag am Abend nochmal Revue passieren. Diese Übung kannst du vor dem schlafen gehen im Bett machen. Dazu machst du eine lockere Faust und hebst nur den jeweiligen Finger, wenn du dir die Frage stellst:

Daumen hoch:
Was war gut heute?

Zeigefinger an die Schläfe:
Was habe ich heute gelernt?

Der Mittelfinger:
Was war so richtig sch(***)lecht heute?

Der Ringfinger:
Wie waren meine Beziehungen, sozialen Kontakte heute?

Der kleine Finger:
Was ist heute zu kurz gekommen?

### Lokāh Samastāh Sukhino Bhavantu

*„Mögen alle Lebewesen überall frei und glücklich sein und möge ich mit meinen Gedanken, Worten und Handlungen dazu beitragen."*

*Indischer Segensspruch*

*„Wer glaubt, die Welt verbessern zu können, ist ein Narr. Wer es nicht versucht ein Verbrecher."*

*H.F. Kaplan*

*"Ich sah viele Menschen an denen keine Kleider waren. Ich sah viele Kleider in denen keine Menschen waren."*

*Rumi*

## "Free, free to do whatever I want" – Gesellschaftliche Aspekte

Das persönliche Glück hängt natürlich auch von unserer Lebensumgebung und den Zukunftsperspektiven ab. Wenn die allgemeinen Lebensbedingungen schlecht sind, aber die Aussicht besteht, dass sich diese zum Positiven ändern könnten, dann empfindet man dies positiver, als wenn man unter guten Bedingungen lebt und schlechte Aussichten hat.

Relatives materielles Wohlergehen und gesellschaftliche Aspekte, wie Meinungsfreiheit und demokratische Strukturen sind ebenso wichtig für das Glücksempfinden wie eine intakte Umwelt.

Durch die Yogapraxis werden die bis hierher beschriebenen Glücksfaktoren nach und nach in das Alltagsleben integriert. Wertschätzung und Zufriedenheit werden etabliert, dadurch steigt die allgemeine Lebensqualität. Damit einher geht nicht nur die Sensibilisierung des Bewusstseins für unser eigenes Leben, sondern auch die Einsicht, dass wir durch unser Handeln die Welt mitgestalten und Verantwortung tragen. Die Erkenntnis, ein Teil des Ganzen zu sein und durch das persönliche Verhalten am Schicksal des Umfelds wesentlich mitwirken zu können, ermöglicht ein bewusstes Leben mit Werten, die die Freiheit des Einzelnen akzeptieren und die Rücksicht auf das Ganze nehmen.

Indem du dich also selbst durch die Yogapraxis besser kennen und verstehen lernst, wächst auch das Verständnis, der Respekt und die Akzeptanz für andere Ansichten und Lebensweisen. Schon allein durch die Asana Praxis lernt man, dass jeder Mensch einen anderen Körper, andere Fähigkeiten, Stärken und Schwächen hat.

Andere Meinungen zuzulassen und zu akzeptieren, gibt der Freiheit und Demokratie eine Grundlage. Demokratische Strukturen erlauben es in einer Gemeinschaft Konsens zu finden und, zumindest theoretisch, einen respektvollen Umgang miteinander zu pflegen.

### BEGIERDELOSIGKEIT

Nichtstehlen (Asteya) kann man auch auf das Wohlergehen des Ökosystems beziehen. Steya bedeutet Begehren oder auch Diebstahl und Asteya bedeutet dessen Abwesenheit.

Die rücksichtlose Ausbeutung der Erde aus rein wirtschaftlichen Interessen und die Missachtung der Würde und des Rechtes auf Leben anderer Lebewesen, ist ein gutes Beispiel für Steya. Den eigenen Vorteil über das Wohlergehen anderer Lebewesen zu stellen und ihnen rücksichtslos die Lebensgrundlage und das Recht auf Leben zu nehmen, ist Missachtung und Diebstahl.

Solange das Gegenteil nicht eindeutig bewiesen ist, sollte man davon ausgehen, dass jedes Lebewesen glücklich und frei sein will. Glücklich im Sinne der Erfüllung der jeweiligen Grundbedürfnisse und des Rechtes am Leben. Artgerechte

Tierhaltung sollte ausreichende körperliche Bewegung, Kontakt zu anderen Artgenossen, gesundes Futter, Sonnenlicht und wenn nicht zu verhindern, dann wenigstens eine schnelle und schmerzfreie Tötung voraussetzen. Ahimsa, Gewaltlosigkeit, ist eben auch auf dem Speiseteller möglich.

Tierhalter sollten sich deutlich machen, dass die Lebensqualität des Tieres voll und ganz von dir abhängig ist. Auch ein Haustier hat nur dieses eine kurze Leben und ist vollständig von dir abhängig. Respekt und Mitgefühl sollten das Leitmotiv im Umgang mit Tieren sein, denn der wahrhaft Starke schützt den Schwächeren.

*„Die Seele ist in allen lebenden Kreaturen gleich, auch wenn der Körper unterschiedlich ist."*
~Hippocrates

Das politische und wirtschaftliche Mantra des erforderlichen dauerhaften, wirtschaftlichen Wachstums, geht zulasten der Umwelt und letztlich zulasten jedes einzelnen Menschen.

Wachstum muss anders definiert werden. Nicht materielles Wachstum, sondern inhaltliche Verbesserung ist erforderlich. Die Ausbeutung der Umwelt aus finanziellen Interessen lässt unvorstellbare und nicht revidierbare Schäden entstehen. Täglich werden riesige Flächen Regenwald abgeholzt um landwirtschaftliche Flächen für den Palmölanbau zu gewinnen. Nur um noch mehr Kosmetikprodukte, Wasch- und Putzmittel, herzustellen, die dann die die Gewässer verschmutzen. Die Meere sind überfischt und riesige Strudel nicht verrottenden Plastiks treiben in ihnen. Fracking, gentechnisch veränderte Nahrungsmittel, eine Massentierhaltung die mehr als 40.000 Schweine in einer Mastanstalt zulässt und die unter anderem daraus resultierenden Antibiotika-Resistenzen, sind nur einige Beispiele für die Ausbeutung der Natur und deren Folgen.

Wir als Verbraucher haben Verantwortung und Macht! Bei jedem Einkauf hast du die Wahl einen kleinen Beitrag zum Umweltschutz zu leisten. Was nicht gekauft wird, fliegt sehr schnell aus dem Sortiment.

### BESITZBESCHEIDENHEIT

Materielles Wohlergehen wünschen wir uns wohl alle, um unsere Bedürfnisse und vielleicht noch etwas Luxus zu erfüllen. Amerikanische Wissenschaftler der Universität Princeton belegen in einer Studie aus dem Jahr 2006, dass US-Bürger, die einen gewissen Lebensstandard erreicht haben, ab einem durchschnittlichen Bruttomonatsgehalt von 5000 Euro ihr gefühltes Glück durch ein noch höheres Einkommen nicht mehr steigern. Offenbar muss man erst Sättigung erfahren, um zu erkennen, dass nicht jeder Hunger durch Geld oder Besitz gestillt werden kann.

Die Besitzbescheidenheit, Aparigraha, rät dazu uns nicht über das angemessene Maß hinaus zu bereichern, sondern nur das anzunehmen, was uns zusteht und was wirklich gebraucht wird.

Das hat den angenehmen Nebeneffekt zu den eigenen Überzeugungen stehen zu können, ohne käuflich oder erpressbar zu sein.

*„Wer stabil in der Umsetzung von Aparigraha ist, erfährt alles über seine Vergangenheit und sein vergangenes Leben – Wer sich konsequent der Anhäufung von Besitz jeglicher Art widersetzt, bleibt sich treu"*
(aparigraha-sthairye janma-kathaṁtā saṁbodhaḥ)
~ Patanjali, Yoga-Sutra 2.39

Mittlerweile wird es immer mehr Menschen bewusst, dass Geld nicht unbedingt glücklich macht. Zu viel Besitz belastet, das hat jeder, der schon einmal mit Genuss die Wohnung entrümpelt hat, anschließend mit Erleichterung gespürt. Die eigenen Bedürfnisse zu erfüllen macht glücklich, aber es macht durchaus Sinn darüber nachzudenken, ob man ein Paar qualitativ hochwertiger Schuhe kauft, die man lange trägt oder drei Paar Billigschuhe aus Niedriglohnproduktion und Kinderarbeit.

In der Endentspannung, Savasana, üben wir alle Anspannung loszulassen, die Kontrolle abzugeben, aber aufmerksam zu bleiben und den Körper wahrzunehmen. Uns unserer Sterblichkeit bewusst zu werden versetzt uns in die Lage das Leben bewusst wahrzunehmen. Der Tod ist fundamentaler Bestandteil des Lebens und nur durch die Anerkennung der Tatsache, dass dieses Leben endlich ist, kann es in seiner Gänze und Vollkommenheit wahrgenommen und gelebt werden. Dieses Bewusstsein lässt uns hoffentlich dieses Leben nutzen, um alles umzusetzen, was unsere Talente und Fähigkeiten hergeben. Denn letztlich werden wir nackt wie wir gekommen sind, diese Erde auch wieder verlassen.

Jeder Tag ist ein Geschenk, das uns mit Dankbarkeit erfüllen sollte.

Natürlich ist es schwer sich im Alltag immer wieder darauf zu besinnen, aber Yoga hilft bewusst zu leben und sich täglich daran zu erinnern, dass wir ein einzigartiger Teil dieser Weltgemeinschaft sind, die auf einem blauen Planeten im All um die Sonne rast.

## Etabliere eine starke und klare Haltung

Die ersten 15 Minuten des Tages erzählen dir wesentliches über dein Leben. Wenn du dir zuhörst.

Was hast du dir selbst zu sagen?
Welche Gefühle, welche Gedanken dominieren,
was geht in dir vor?
Was motiviert dich heute?
Welchen Sinn möchtest du dem Tag geben?
Wer möchtest du sein?
Welche Qualität möchtest du dem Tag geben?
Welche Werte möchtest du leben?

Nimm dir die Zeit um dir zu lauschen.

"Glück ist nicht das Sammeln materieller Dinge oder schöner Erinnerungen, es geht darum ein tiefes Gefühl der Zufriedenheit zu haben und zu wissen, dass das Leben ein Segen ist."

*Autor unbekannt*

„Es gibt eine Vollkommenheit, tief inmitten allem Unzulänglichen. Es gibt eine Stille, tief inmitten aller Rastlosigkeit. Es gibt ein Ziel, tief inmitten aller weltlichen Sorgen. Das bist Du."

*Buddha*

## Fazit

Die Positive Psychologie bestätigt heute auf wissenschaftlicher Basis das Wissen der alten Yogameister. Wir halten uns und unsere Zeitgenossen für die aufgeklärteste und intelligenteste Spezies, die dieser Planet jemals hervorgebracht hat. Erstaunlicherweise war man sich jedoch bereits vor über 2000 Jahren völlig bewusst, welche Faktoren zu einem glücklichen Leben führen. Patanjali beschreibt die Hindernisse auf dem Weg zum Glück und die erforderlichen Gegenmaßnahmen sehr genau.

Nur weil wir später geboren wurden, heißt das nicht automatisch, dass wir dieses Wissen evolutionär, genetisch oder gar intellektuell, übertragen bekommen haben. Es ist eine Weisheit, die man nicht geschenkt bekommt. Man muss sie sich im Leben erarbeiten. Sie muss in der Praxis durch die Entwicklung der Persönlichkeit und mit der Aneignung von Lebenserfahrung erworben werden. Erstaunlich, dass dieses Wissen nicht von Generation zu Generation weitergegeben wird.

Yoga ermöglicht es das eigene Potenzial zu erkennen, führt aber auch die Defizite und den persönlichen Entwicklungsbedarf vor Augen. Dadurch lässt sich eine ausgeglichene, bodenständige Haltung gegenüber dem Leben entwickeln.

Glück ist kein Geburtsrecht. Das Leben ist mit guten und mit schlechten Tagen, Gesundheit,

Krankheit, Glück, Leid und insbesondere mit dem Tod verbunden.

Yoga gibt uns die Technik an die Hand, unsere Gedanken und Gefühle zu verstehen. Durch dieses Verständnis sind wir in der Lage unser Handeln und unser Denken in eine Richtung zu lenken, die uns mentale Freiheit und ein Glücksgefühl schenkt. Negative Gedanken lassen sich durch Wahrnehmung stoppen und du kannst deine ureigene, innere Wahrheit erfahren. Dieser Weg ist für jeden Menschen offen, solange er bereit ist Eigenverantwortung zu übernehmen und etwas dafür zu tun, sich selbst kennenzulernen.

Das Schulfach Glück wird bereits vereinzelt an Schulen und Universitäten gelehrt. Kombiniert mit Yogaunterricht, wäre es eine Chance bereits Kindern den Schlüssel zu ihrem Lebensglück mitzugeben. Mit Yoga aufzuwachsen, bietet die Möglichkeit, durch die Wahrnehmung des eigenen Potenzials und dem Bewusstsein für die persönliche Verantwortung, das Fundament für ein glückliches Leben zu legen.

Die Übersättigung in den Industriegesellschaften bietet offenbar einen guten Nährboden für die Suche nach dem Selbst, dem Sinn des Lebens und nach dem übergeordneten Sinn von allem. Der große Erfolg von Yoga in der westlichen Welt lässt hoffen, dass die Menschen willig sind ihr Leben und ihr Glück zunehmend selbst in die Hand zu nehmen. Pilgerwanderungen oder Klosteraufenthalte finden neue Beliebtheit, weil der innere Kontakt verloren gegangen ist. Einige Tage oder Wochen in Stille helfen die innere Leere wieder zu füllen. Soziale Netzwerke ersetzen zunehmend physische Treffen mit Freunden oder Gleichgesinnten. Umso wertvoller jedoch werden reale soziale Kontakte.

Yoga ist kein Wunder- oder Allheilmittel, sondern ein Werkzeug. Man muss es üben und anwenden um Meister darin zu werden. Dazu braucht man keine Ausrüstung, nicht einmal eine Matte, nur den Willen und den Wunsch sich selbst besser kennenzulernen. Alles Weitere kommt im Laufe des Übens ganz von alleine. Die Anfangsmotivation des Schülers ist dabei zunächst völlig egal. Stressabbau, Gewichtsreduktion oder den Handstand lernen wollen, das sind alles sehr gute Gründe um mit Yoga anzufangen. Und beim regelmäßigen Üben kommen zwangsläufig auch alle anderen Aspekte des Yoga zum Tragen.

Das Resultat einer gelebten Yogapraxis ist die Übernahme der Verantwortung für das eigene Leben und die Möglichkeit, das eigene Potenzial mit dem Rest der Welt zu leben. Yoga lässt Verständnis für die eigene Person und Mitgefühl für andere Lebewesen entstehen. Er etabliert eine innere Kraft und Stabilität um das Leben besser meistern zu können. Yoga stärkt das Vertrauen in den Fluss des Lebens und lässt durch die Techniken der Selbsterforschung die menschlichen Qualitäten, wie Achtsamkeit, Mitgefühl, soziale

Verantwortung, Hilfsbereitschaft und Liebe wachsen. Yoga hilft dabei der beste Mensch zu werden, der man sein kann!

Das eigentliche Ziel des Yoga aber, ist natürlich nicht das unentwegte Suchen und Streben nach Glück.

*Yoga ist das zur-Ruhe-Bringen des Geistes*
(yogaś citta-vṛtti-nirodhaḥ)
~ Patanjali, Yoga-Sutra 1.2

*„Dann ruht der Sehende in seinem wahren Selbst."*
(tadā draṣṭuḥ svarūpe-‚vasthānam)
~ Patanjali, Yoga-Sutra 1.3

Wenn die Yogapraxis durch den achtstufigen Pfad so weit fortgeschritten ist, dass sich die positiven Veränderungen im Zur-Ruhe-Kommen des Geistes zeigen, ist es Zeit sich auch von der Absicht des Zur-Ruhe-Kommens zu trennen. Alles Streben und erreichen wollen, soll losgelassen werden. Das Ziel des Yoga ist es die Gegenwart in vollem Bewusstsein wahrzunehmen und ohne Absicht auf einen persönlichen Gewinn wertzuschätzen.

Der Yoga Weg, einmal begonnen und stetig über Täler und Berge geschritten, kann zur Reise Deines Lebens werden. Yoga führt nicht zum lauten, demonstrativen und euphorischen Glück.

Yoga ist das leise, feine Spüren nach dem eigenen Selbst: Der Zugang zu dem Raum tief in uns, in dem die unzerstörbare Seele wohnt, voller Vertrauen, Zuversicht und dem Wissen um die Schönheit des Lebens, der Gnade der Lebendigkeit. Das Glück des Lebens.

Also, roll die Matte aus!

## Danke

Ich bedanke mich bei all den inspirierenden Menschen und Lehrern, die mich seit vielen Jahren auf dem Yoga Weg begleiten. Die mir, mit ihrer ganz eigenen Persönlichkeit ermöglichen an ihrem Wissen teilzuhaben, die mich in meinem Wissensdurst unterstützen und eine Atmosphäre erzeugen, in der ich mich verstanden fühle und wachsen kann. Danke an die Inhaber der Yogastudios, die es verstehen eine Gemeinschaft zu erzeugen und den Gedanken des Yoga im Zusammenleben lebendig werden zu lassen.

Mit größtem Dank an meine Schüler, die mir ihr Vertrauen schenken und meine Arbeit bestätigen. Die mir regelmäßig auch meine Grenzen aufzeigen und mich weiterwachsen lassen. Herzlichen Dank an die zauberhaften Yogi*nis, für Gespräche, Austausch, Unterstützung und Inspiration, sowie natürlich auch an Michael, als Proband, Kritiker und „Yogalehrerinnenmann".

with love

# Fremdwörterindex

## Literatur- und Quellenverzeichnis

Blume, M.
*http://www.blume-religionswissenschaft.de*

Blumenthal, J. A. (2007). Von Exercise and Pharmacotherapy in the Treatment of Major Depressive Disorder: http://www.ncbi.nlm.nih.gov

Bormanns, L. (2014). *Glück.* Köln: Dumont.

Bruns, C. (2013). *Work is not a job. Was Arbeit ist entscheidest du.* Frankfurt: Campus.

Carrasco, B. F. (2013). *Pātañjalis 10 Gebote der Lebensfreude.* München: Gräfe und Unzer Verlag GmbH.

Crooks, Tracy (2015) *ttp://thewholekula.weebly.com/*

Ernst, H. „Warum positive Gefühle so wichtig sind," Psychologie Heute, 01/2006.

Kreichgauer, K. *http://www.gluecksarchiv.de*

Mundahl, J. (2010). Soul to Soul. New York: Red Elixier.

Ricard, M. (2009). *Glück.* München: Knaur.

rme/aerzteblatt.de, d. (2012). *http://www.aerzteblatt.de.*

Satter, E. *http://www.erich.satter.info/les-religion.htm.*

Shucman, H. (2015). *A course in Miracles*.

Sivadasdananda, S. (November 2014). *Yoga Aktuell*

Skuban, R. (2014). *Die Psychologie des Yoga.* München: Arkana Verlag.

Sriram, R. (2006). *Pātañjali - Das Yogasutra - Von der Erkenntnis zur Befreiung.* Bielefeld: Theseus in J. Kamphausen Verlag & Distribution GmbH.

Steiner, D. R. (2015). www.ashtangayoga.info

Svatmarama, S. (2009). *Hatha-Yoga Pradipika - Die Leuchte des Hatha Yoga.* Hamburg: Phänomen Verlag.

Watzlawick, P. (2005). *Anleitung zum Unglücklichsein.* München: Piper Verlag GmbH.

WHO. (2015). Von World Health Organization: http://www.who.int/topics/mental_health/en/

Wolz-Gottwald, E. (2014). *Die Yoga-Sutras im Alltag leben.* Petersberg: Via Nova.

*www.princeton.edu.* (2006)